癌症天敌

免疫治疗的突破与希望

李治中◎著

清華大學出版社
北京

图书在版编目(CIP)数据

癌症天敌：免疫治疗的突破与希望 / 李治中著. -- 北京 : 清华大学出版社, 2025. 4（2025. 6重印）. -- ISBN 978-7-302-68780-1

Ⅰ. R730.51

中国国家版本馆CIP数据核字第20254GN480号

责任编辑：胡洪涛
封面设计：傅瑞学
责任校对：王淑云
责任印制：丛怀宇

出版发行：清华大学出版社
网　　址：https://www.tup.com.cn, https://www.wqxuetang.com
地　　址：北京清华大学学研大厦A座　　邮　　编：100084
社 总 机：010-83470000　　邮　　购：010-62786544
投稿与读者服务：010-62776969, c-service@tup.tsinghua.edu.cn
质量反馈：010-62772015, zhiliang@tup.tsinghua.edu.cn
印 装 者：河北鹏润印刷有限公司
经　　销：全国新华书店
开　　本：145mm×210mm　　印　　张：5.5　　字　　数：122千字
版　　次：2025年5月第1版　　印　　次：2025年6月第3次印刷
定　　价：45.00元

产品编号：109896-01

前　言

肿瘤的免疫治疗时代

几年前一个秋高气爽的傍晚，我在上海做一个癌症的科普讲座，能容纳 100 人的场子，挤进来 200 多人，人声鼎沸，满满当当。活动正式开始前，我正在候场，不料一位大哥突然冲过来，抱着我就开始哭，弄得我有点莫名其妙，赶紧问:“怎么了？”

他很激动，连声说要感谢我救了他的命。仔细一问我才知道，原来他因为吸烟，3 年前还不到 50 岁就得了晚期肺癌，诊断的时候就已经全身多处转移，包括脑部也有两个很大的肿瘤。老家县城医生一看，直接就判了“死刑”，说生命最多还剩 6 个月。但很巧，一位朋友知道他生病后，买了我的《癌症・真相：医生也在读》科普书送给他，从书里他第一次知道了 PD-1 抑制剂，这是当时国内还没上市的一种肿瘤免疫新药，而且他还知道了吸烟导致的肺癌，由于基因突变多，反而更可能从中获益。所以他卖了房子，加上借来的钱，出国试用了 PD-1 抑制剂。非常幸运，等我们见面的时候，他已经实现了临床治愈。肺部肿瘤和脑转移肿瘤已经消失了近 2 年。

这是我知道的中国最早一批尝试免疫药物的癌症患者。一个被判“死刑”的晚期肺癌患者，就因为免疫疗法的出现，实现了临床治愈。

他用的 PD-1 抑制剂，属于一类叫“免疫检查点抑制剂”的药物。2014 年我在国外工作的时候，正好赶上这类药物的问世，看到了令人震惊的临床案例，所以我就开始写文章向大家介绍这种前沿疗法。说实话，我当时并没有想到能够帮到国内患者，因为当时在国内还买不到这种药。这位大哥的故事，给了我一个意外的小惊喜。

现在 PD-1 抑制剂在中国早已上市，而且有超过 10 家公司的产品。从延长晚期癌症患者生存期的角度，这应该是人类有史以来效果最好的一类抗癌药。虽然并不是每个患者都适合使用这种药物，但它最大的特点，就是持续性。一旦对患者有效，就可能一直有效，这点远比以前的药物好。免疫疗法是现在最重要的肿瘤治疗方式之一，但同时又是最复杂、种类最多的疗法之一，一般人很难搞懂。

面对癌症这种疾病，其实真的有很多的不平等。除了经济条件的差别之外，获得信息的差异也存在极大的不平等。如果这位大哥当年没有看到我写的科普文章，估计已经去世了。当年很多像他一样的患者直到去世都没有听说过“PD-1 抑制剂”“免疫检查点抑制剂”这些词。

今天，每个人都应该了解肿瘤免疫治疗。因为从统计上来看，每 4 个中国人就有 1 个会成为癌症患者，所以我们这辈子即便自己不是癌症患者，很可能也是癌症患者的家属。

我写这本书的第一个目的，就是希望消除信息差，让大家都能了解准确的肿瘤免疫治疗信息，知道自己有哪些选择，后续的希望在哪里。

中国每年被诊断为癌症的患者超过 400 万，随着人均寿命越来越长，癌症患者的数量也会不断增加。但大家不要太焦虑，因为癌症并不等于绝症。

一方面，早期癌症的生存率和治愈率是非常高的。举个乳腺癌的例子，1 期生存率接近 100%，2 期也达到 90%，即便是到了 3 期，也还有 70% 的生存率。

另一方面，由于免疫疗法等新疗法的不断涌现，中晚期癌症患者也很可能实现长期与癌共存，甚至临床治愈。免疫治疗是癌症治疗的第三次革命，第一次是化疗，第二次是靶向疗法，第三次就是免疫疗法。

免疫疗法不是一种疗法，而是一大类新的疗法。前面提到的“免疫检查点抑制剂”是目前最重要的，也是应用最广泛的一类肿瘤免疫疗法，但不是唯一成功的。大家可能听说过人民币 120 万元一次的“抗癌针”，其实它叫 CAR-T，是一种新型免疫细胞疗法。它的成功，改变了血液肿瘤，包括白血病、淋巴瘤、多发性骨髓瘤患者的命运。

还有更多让人兴奋的免疫治疗进展，比如“癌症疫苗”。历史上人类社会的灾难，往往会推动科技的发展。新冠疫情给社会造成了很大冲击，但也快速提升了新型疫苗技术。公布的早期研究结果让人振奋。一些极其顽固且很容易复发的肿瘤，包括黑色素瘤、膀胱癌、胰腺癌等，也有望得到长期控制。

还有“肠道菌群”。我们每个人体内的微生物比自己的细胞数量还多，它们对免疫系统有着巨大的影响。肠道菌群对肿瘤治疗效果起到了决定性作用。让癌症患者有更加健康的肠道菌群，提高治疗效果，成为了热门的研究方向。

还有“溶瘤病毒”“双特异性抗体”“肿瘤浸润淋巴细胞”等各种各样的前沿肿瘤免疫疗法，我想把它们介绍给大家，就像10年前，我给大家介绍PD-1抑制剂一样。

写这本书的第二个目的，是帮大家区分什么是靠谱的肿瘤免疫疗法。

我先给大家打个预防针：你们在市面上看到的绝大多数“提高免疫力”的产品，对抗癌都是无效的。

说得好听点，有些是安慰剂，说得直白点，就是智商税。

中国的保健品行业其实挺好干的。如果你想卖一个产品给女性，就说它延缓衰老；如果你想卖一个产品给男性，就说它壮阳；如果你想卖一个产品给所有人，就说它提高免疫力。

通常这些保健品的说明书会编一些毫无意义但唬人的词，如“小分子肽”“解毒蛋白”“活性激酶”，然后再加上什么外国专家、日本研发啥的。最后找点儿身体不太好的中老年人，送点儿礼物，关心一下生活，就差不多可以赚钱了。

我有一位清华大学生物系的师兄曾自嘲：如果不是清华毕业生，让他没法彻底不要脸，凭他的知识和口才，早就发大财了。

我深有感触。

我特别理解癌症患者和家属的心情，谁不想吃点儿补品，或者用些药物，就能提高免疫力，防止复发呢。这种心情当然没错，但也正好被商家利用了。市面上号称能“提高免疫力”的保健品，无论是带着人参、灵芝、冬虫夏草字样的产品，还是各种各样高大上的肽，都没有科学证据显示它们能真正抗癌。

这些确实是智商税。

因购买保健品上当的损失还小点，有些打着“免疫治疗”旗号的骗局，真的会导致人财两空。

相信很多人还记得 2016 年的魏则西事件。

大学生魏则西得了恶性肿瘤，被不良医院忽悠去做了一个所谓的“生物免疫疗法”，倾家荡产花掉了 20 多万元，但人很快就去世了。临终之前，他在网上回答了一个问题：你认为人性最大的“恶”是什么？里面把自己的经历仔细写了下来，很快冲上热搜，也带来了后续一系列互联网医疗广告的改革。他用自己的生命，挽救了很多本来也要被骗的人。

这件事情对很多受害者来说都很愤怒，很痛苦，但对我来说很遗憾。为什么很遗憾，因为在魏则西事件发生的前一年，我就已经发表过科普文章，标题是《谋财不害命，中国的免疫疗法现状》。在文章中一再强调他接受的这种“生物免疫疗法”是无效的。但这篇文章发表以后没有引起太大的反响，被淹没在了更多的营销文章里。很显然，魏则西也没有看到我写的东西。我希望今天我写的这本书，能帮助到更多像魏则西这样的受害者。

好了，如果你准备好了，那就一起来看看肿瘤免疫治疗带来的突破和希望！我相信，这本书会改变你对癌症的认知，对癌症治疗的认知，还有对战胜癌症的认知。

和癌共存不是梦，因为我们每个人身体里都有癌细胞最大的天敌：免疫系统！

目 录

第一章

癌细胞和免疫细胞

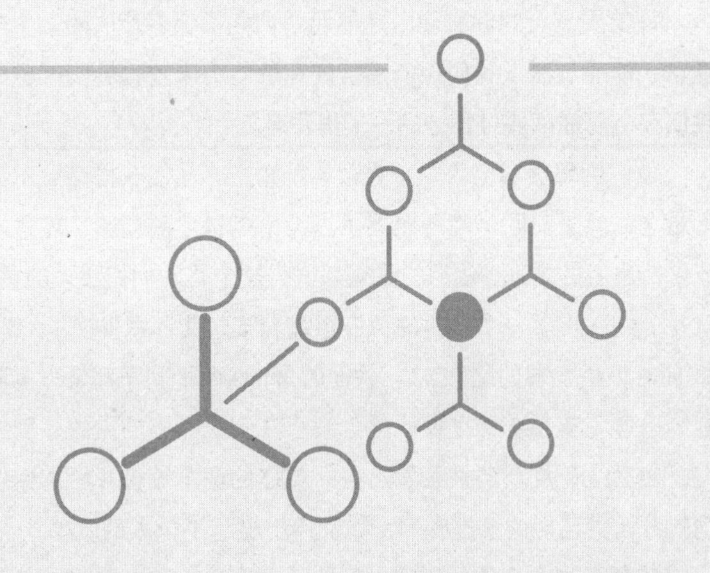

诺贝尔奖和肿瘤免疫崛起

2018 年 10 月 1 日下午 5 点半，中国的“十一”黄金周进入第一天的尾声。火车站和机场挤满了人，高速公路免费，大量私家车涌了上去，排起了长龙。上亿中国人在这几天集体出行，创造了一次全世界罕见的大规模人口大迁徙。

但这时全世界媒体的焦点都在地球的另一头：瑞典。就在刚刚，2018 年诺贝尔生理学或医学奖揭晓了，授予了美国科学家詹姆斯·艾利森（James P. Allison）和日本科学家本庶佑（Tasuku Honjo），以表彰他们发现对肿瘤免疫治疗做出的突破性贡献。

评奖委员会的颁奖理由是他们“创立了癌症疗法的一个全新理念，即通过激发我们免疫系统内在的能力来攻击肿瘤细胞，是我们在与癌症战斗过程中的一个里程碑”。

他们俩得奖实至名归，大家早就知道，他们获得诺贝尔奖毫无悬念，只是时间早晚问题罢了。无论是科学的创新，还是转化成果对患者的帮助，他们的研究都值得这个奖。他们最大的贡献，就是分别发现了一个重要的免疫系统刹车，艾利森发现了 CTLA-4，而本庶佑发现的是 PD-1。关键的是，这两个刹车都是很多癌细胞能逃避免疫系统的重要原因。基于艾利森和本庶佑的开创性研究，当后续免疫新药被开发出来，免疫的刹车被松开后，免疫细胞就开始更猛烈的攻击肿瘤，在临床上显示了惊人的效果。

艾利森和本庶佑的研究，颠覆了癌症治疗的思路，挽救了无数人的生命。

免疫治疗毫无疑问是近年来抗癌领域的革命性突破。它和以前的疗法有个本质区别，那就是直接目标并不是肿瘤，而是免疫系统。手术、化疗、放疗、靶向药，目标都是直接干掉癌细胞，而免疫治疗则是曲线救国，尝试通过激活免疫系统来清除肿瘤。

虽然现在大家都在谈论免疫治疗，但说实话，以前这一直是个小众的研究领域，相信并参与的科学家并不多。我 2010 年进入药企的肿瘤研发部门工作的时候，身边所有人都在忙着做新型靶向药，极少有人会提到免疫治疗。

免疫细胞能抑制癌细胞，这个观点大家都接受，但如果说想通过药物来激活晚期患者体内的免疫系统，来重新抑制甚至清除癌症，很多人当时会觉得是天方夜谭。在以往的认知中，大家认为晚期的癌细胞已经取得了对免疫细胞的压倒性优势和决定性胜利，免疫细胞已经彻底被打败了，不可能再逆转。

直到 PD-1 抑制剂临床试验数据公布。很多人都面面相觑：晚期癌症还能这么治？原来晚期患者体内依然有很多有潜力的免疫细胞？

PD-1 抑制剂成功后，世界对肿瘤的治疗发生了 180 度的大转弯。肿瘤免疫的概念从无人问津，到香饽饽。一时间所有研究肿瘤的科学家，所有药厂都开始关注这个领域。2013 年，肿瘤免疫治疗被《科学》(*Science*) 杂志评为当年的十大科学突破之首。

搞科研的人也喜欢追热点。或许也可以说是众人拾柴火焰高，反正一下子整个领域就热起来了，也卷起来了。各种围绕免疫的抗癌思路被打开，短短十几年，光是临床试验就启动了上千个，由此也看到了越来越多成功的方法和案例。

肿瘤免疫疗法的成功，带来了全新的癌症治疗思路，打开了更广阔的科研之门。

癌细胞的绝活儿和天敌

聊肿瘤免疫，我们首先要回答两个关键的底层问题：第一，为什么晚期癌症难以治愈？第二，为什么免疫细胞能对付癌细胞？

先回答第一个问题，为什么晚期癌症难以治愈？

因为癌细胞有三大特性，或者说是绝技：快速复制，广泛转移和不断变化。

癌细胞的第一个特性是快速复制。众所周知，癌细胞的一大特点就是生长和分裂很快。即使只有少数残留的癌细胞，很快就可能卷土重来。

在肿瘤病理报告里有个常用指标叫 ki67，就是描述肿瘤里正在分裂细胞的比例，数字越高，说明活跃生长癌细胞比例越高。在很多肿瘤类型中，这个数字也是预测恶性程度以及生存期的重要参考之一。通常体检查出来的乳腺原位癌的 ki67 值大多在 5%~15%，而晚期乳腺癌，这个数字可以达到 50% 以上。

如果只是长得快，其实还好，因为这对癌细胞来说是把双刃剑：长得快的癌细胞，往往对放化疗也更加敏感。儿童急性白血病的治愈率很高，就因为儿童代谢旺盛，肿瘤细胞生长也很活跃，所以很多时候光靠化疗就能治愈。当然，生长旺盛的肿瘤也意味着进展快，及时确诊和治疗非常关键。

但真正给治疗带来最大挑战的，是癌细胞的另外两个特性：广泛转移和不断变化！

正是这两个特性结合在一起，让以往无论是用手术、放疗、化疗还是靶向疗法，治愈晚期癌症都是几乎不可能完成的任务。

首先带来麻烦的就是广泛转移。

肿瘤分为良性和恶性，只有恶性肿瘤才是癌症。良性和恶性的关键区别，就是细胞是否发生了转移。面对良性肿瘤这样没有乱跑的“钉子户”，只要用局部治疗，无论是手术连根拔起，或者是放疗清除，就能实现治愈。

反过来，癌症都有一定程度的转移。越是晚期的癌细胞，往往转移范围越大。如果是 4 期，就意味着已经扩散到了别的器官，也意味着癌细胞已经进入了血液或者淋巴循环，在全身各处都可能出现。一个肿瘤，变成了 N 个肿瘤。这个时候，局部治疗原发病灶就不够了，所以面对癌症，系统性药物治疗，不管口服还是输液，通常都是必需的，这样才有可能杀死身体各处的癌细胞。

转移只是难题的一部分。用药物治疗癌症，还会遇到一个大问题，就是耐药。大家怕癌症，很大程度上就是因为它非常顽固，容易耐药，因此很难斩草除根，彻底治愈。

临床上常见的情况，是药物刚开始效果挺好，肿瘤缩小了，甚至消失了，大家都很高兴。但过一段时间，多则一两年，短则几个月，甚至几周，肿瘤就耐药了，再继续给药也不起作用。

除了个别情况，用化疗药和靶向药治疗癌症的时候，几乎都会遇到耐药的问题。这背后的主要原因，就是癌细胞的第三个特性：不断变化！

一个晚期癌症患者身上，其实并不是只有一种癌细胞，而是同时存在着很多种不同的癌细胞。《科学》杂志上曾经发表过一篇论文，医生从一个肾癌患者的原发病灶和转移病灶的 10 多个位置取样，送去做基因测序，结果发现没有任何两个地方是一样的。看起来，这位患者身上其实是几十个，甚至几百个瘤亚克隆共存。

这就是癌细胞的多样性或者异质性。

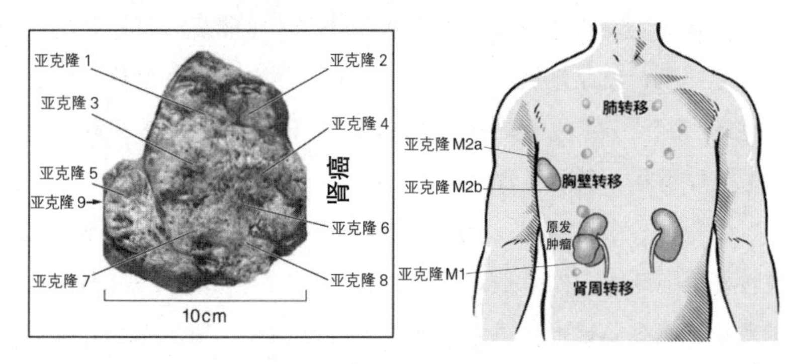

一个肾癌患者体内有很多基因突变不同的亚克隆

为什么一个患者会同时有多种癌细胞呢？

因为癌细胞在不断变化。人身上的癌症并不是一朝一夕发生的，尤其是老人的肿瘤，通常是在体内已经长了十多年，甚至几十年后才被临床发现的。

我个人不太愿意用“进化”这个词，因为它可能给大家造成一种误解，那就是癌细胞是变得越来越厉害。但其实并不是，癌细胞不是往更强的方向变，只是在不停地突变，出现各种亚克隆细胞，然后被环境选择，最终结果是适者生存，优胜劣汰。

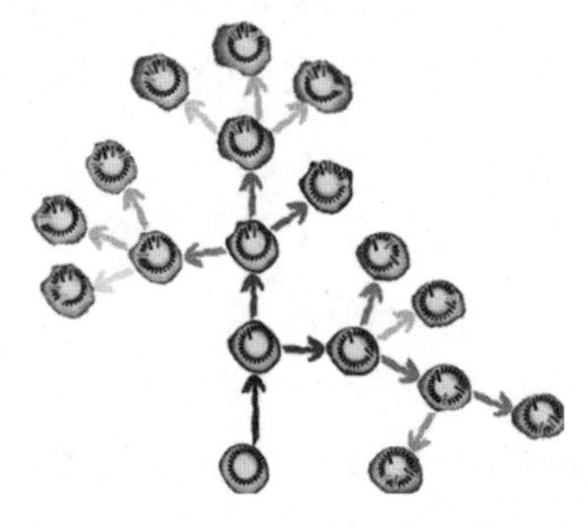

从一个细胞开始，突变的细胞不断演化出分支，产生亚克隆

如上图所示的这样，癌症从一个突变的细胞开始，然后一边分裂生长，一边不断变化，形成了不同的癌细胞分支，然后再依靠体内环境的选择，包括免疫系统的压力，最后形成了幸存的癌细胞分支。不同癌细胞群体存在一个人的体内，就像不同的人种同时存在于一个地球上。

智人从非洲走出来，由于基因突变，出现了适应不同环境的人种，黄色人种、黑色人种、白色人种现在共存在地球上，但我们不能简单说谁比谁更强。癌细胞也一样，并不是越来越强，只是越来越适应当下的环境。所以严复把赫胥黎的名著翻译成《天演论》，而不是《进化论》，强调广泛的“演化”，而非定向的“进化”，是很准确的。

化疗药或靶向药，是对癌细胞最大的环境选择压力之一。

不同的癌细胞群，对于药物的反应是不同的。患者吃药后，有可能杀死 90% 甚至 99% 的癌细胞，所以肿瘤在影像上会看起来显著缩小，短期内药物就起效了。但由于癌细胞的多样性，有可能存在一小群癌细胞对这些药物不敏感，有的是因为基因突变不同，药物杀不死，还有的是因为藏在了药物不容易到达的地方，比如转移到脑部的肿瘤。

没有用药的时候，这些癌细胞并没什么特别优势，甚至还竞争不过其他癌细胞群体，所以数量并不多，但一旦有了药物带来的选择压力，这些细胞一下子就脱颖而出了。耐药的癌细胞如果持续生长，就有可能导致肿瘤的复发。

快速复制，广泛转移，不断变化，正是这三大特性，导致了晚期癌症难以根治，容易耐药复发，影响了长期疗效。

面对如此狡猾的癌细胞，我们难道只能坐以待毙吗？

当然不是。由于癌细胞过度生长对正常器官和组织功能会带来很大破坏，所以人体必须进化出能对抗它的武器。要不然的话，恐怕每个人在幼儿园就是癌症患者了。

癌细胞之所以不会都发展为癌症，是因为每个人身体里都有很多癌细胞天敌，那就是免疫细胞。在几十年的时间里，免疫系统保证了身体里癌细胞不会失控。

人体免疫系统是一个复杂而高效的防御机制，它最重要的功能是保护我们免受各种病原体的侵害，比如细菌、病毒、真菌和寄生虫，但同时也会抑制癌细胞的生长。

这个系统可以分为先天免疫系统和后天免疫系统两大部分，每部分都由许多不同类型的细胞和分子组成，每个部分都扮演着特定的角色。

先天免疫系统是我们身体的第一道防线，包含了皮肤、黏膜这种物理防御，也包含了自然杀伤细胞（NK 细胞）、巨噬细胞这样的细胞防御。

后天免疫系统，也叫适应性免疫系统。最重要的两个成员就是免疫 T 细胞和免疫 B 细胞。T 细胞能直接杀死坏细胞，而 B 细胞则是抗体的来源。这个系统最大特点就是具有高度的特异性和记忆性。这是疫苗能起效的原因，也是肿瘤免疫疗法实现长期控制的关键。

为什么说免疫系统是癌细胞的天敌？因为癌细胞最擅长的东西，免疫细胞也会。比如，快速复制和广泛转移的特性，很多免疫细胞都会，而让人生畏的第三个特性：不断变化，后天免疫系统的 B 细胞和 T 细胞也都非常擅长！

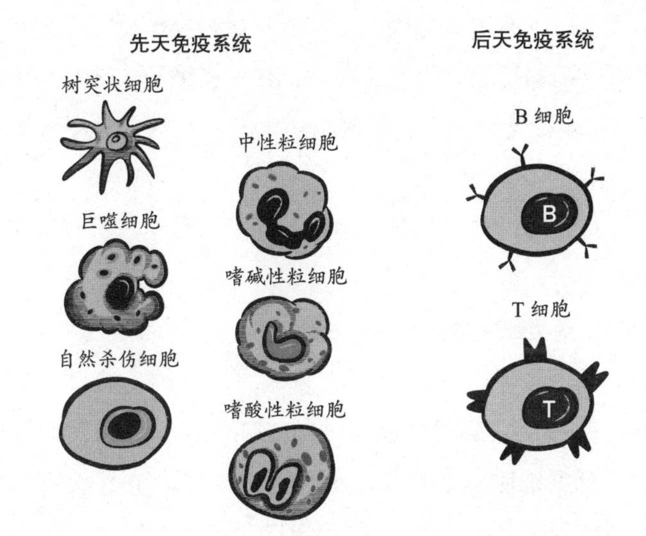

先天和后天免疫系统细胞

因为这些能力，免疫系统才会长期形成对癌细胞的全面压制，比任何抗癌药都要厉害。所谓魔高一尺，道高一丈。

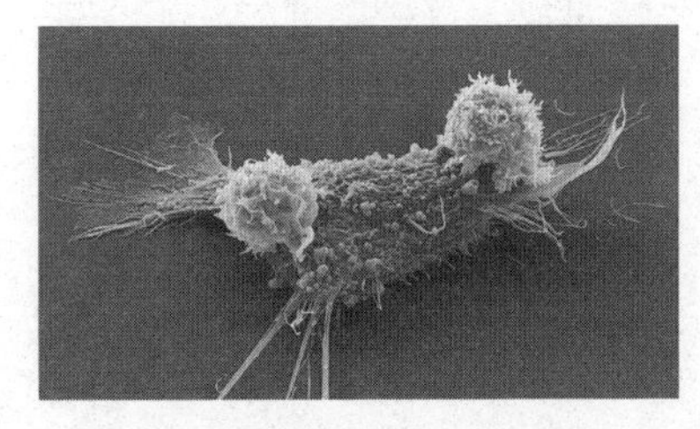

攻击癌细胞的免疫细胞

癌细胞	免疫细胞
快速复制	快速复制
广泛转移	广泛转移
不断变化	不断变化

癌细胞和免疫细胞的相似之处

首先，免疫细胞也可以快速复制，复制速度甚至比癌细胞还快。

如果我不小心划伤了手，细菌会通过伤口进入体内，开始繁殖并释放毒素。这时，我的先天免疫系统就会迅速做出反应。比如，骨髓中的中性粒细胞会收到信号，开始快速分裂增殖，同时大量释放到血液中，短时间内就涌向感染部位，进行灭菌行动。

后天免疫细胞也会分裂。比如成功接种疫苗后，未来又被对应的病毒或细菌感染，那就会激活记忆免疫细胞。这些细胞能在短短的 2~6h 就分裂一次，复制出一大堆针对性的免疫细胞，去对抗病原体。

免疫细胞的这种短期分裂速度，超过了身体内所有细胞，包括癌细胞。

同时，免疫细胞也很擅长全身转移。

我们的免疫细胞平时就是在身体内循环的，通过血液循环或者淋巴循环，它们到处巡逻，随时准备工作。当我们身体受伤之后，免疫细胞总是在第一时间赶到现场，并且召唤来更多的免疫系统兄弟姐妹，帮助清理伤口，愈合组织。假设手指头被刀割了一个口子，本来在别的地方溜达的免疫细胞也会"转移"过来帮忙！面对癌细胞，不管它转移到哪里，理论上免疫细胞都有能力追杀过去。

最后一点，也是免疫细胞成为癌细胞天敌最关键的一点，就是免疫细胞也有丰富的多样性，尤其是对抗癌细胞很关键的免疫 T 细胞！

每个人身上同时存在着上亿种不同的免疫 T 细胞，不同的 T 细胞识别的"坏蛋"各不相同。比如，有针对流感病毒的免疫 T 细胞，有针对新冠病毒的免疫 T 细胞，还有针对疱疹病毒的免疫 T 细胞。免疫 T 细胞的特异性主要来自各自表面不同的 T 细胞受体，能分别识别病毒等病原体的特异性抗原。

大家可能平时很少思考一个对自己"生死攸关"的问题：在我们每个人漫长的一生中，会接触到成千上万的病原体，包括细菌、病毒、寄生虫等，有的从来没遇到过，甚至地球上以前都不

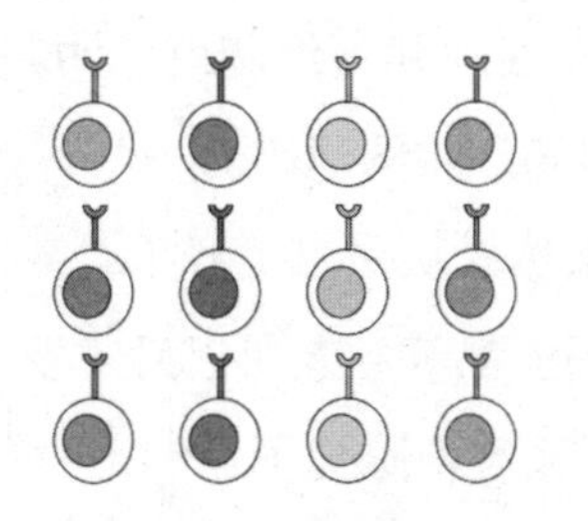

T 细胞因为有不同受体，特异性也各不相同

存在，比如某些新冠病毒，那人是怎么能提前储备对抗它们的免疫反应，保证自己在如此复杂的环境中保持健康生活的呢?

答案就在免疫细胞的多样性。

为了应对难以计数的潜在敌人，人类的免疫细胞会提前做准备，储备丰富的免疫细胞库，做到兵来将挡，水来土掩。人的免疫 T 细胞在发育过程中，DNA 基因会发生一个叫 V（D）J 重排的生物学过程，这个过程非常神奇，具体细节不展开了，但最终结果，就是它能帮助在人体内产生可能性高达 10 的 15 次方（1000000000000000）的不同 T 细胞!

这么多的免疫 T 细胞亚型，保证了我们在遇到各种奇怪的、危险的时候，无论是新的细菌病毒，还是新的癌细胞，哪怕从来没见过，也不会完全束手无策。

所以，和癌细胞一样，免疫细胞也会不断变化。癌细胞通过不断突变产生新的亚型，而免疫 T 细胞也不断通过 V（D）J 重排，产生新的免疫细胞，提高对抗不同癌细胞的能力。这种动态变化的能力，超过了人类开发的任何药物，因为药物一旦做好就变不了了。

正是因为快速复制，广泛转移和不断变化，癌细胞会的三招，免疫细胞也都具备，所以它才是癌细胞的天敌!

世间万物，相生相克。免疫细胞和癌细胞就像阴阳的两面，在人体内不断上演魔高一尺，道高一丈的戏码。

正因为免疫细胞的存在，虽然人从一出生开始，突变的癌细胞就不断产生，但绝大多数的癌症都等到老年以后才发生。绝大多数变坏的细胞，很快就被免疫系统清除掉了。

免疫平衡和免疫逃逸

既然免疫系统这么厉害，为什么癌症最终还是会出现呢?

因为发生了免疫逃逸。

癌症的发生有两个关键因素，一个是基因突变，另一个就是免疫逃逸。

基因突变大家都熟悉，就是种种原因改变了基因，让一个好细胞逐渐变成坏细胞，最终成了癌细胞。它可以不断分裂复制，篡夺周围细胞的养分，到处干坏事。但仅仅出现一个癌细胞，离癌症还很远，就像社会上出现一个坏人，离形成黑社会还很远。

癌细胞要变成癌症，就必须大量扩增，形成规模。前面说了，我们身体里进化出了对抗癌细胞的天敌，那就是各种免疫细胞，包括 B 细胞、T 细胞、自然杀伤细胞、巨噬细胞，等等。它们不仅能对抗病毒细菌，也在控制癌细胞上发挥着重要作用。正是由于免疫系统的存在，保证了绝大多数人不会在儿童或青少年时期就得癌症，从而保证了人类的生存和繁衍。

但癌细胞也不会坐以待毙，它们会不断尝试摆脱免疫系统的监管。所以在每个人的体内，随时都上演着癌细胞和免疫系统的宫斗大戏，科学上把这个过程称为“免疫编辑”（Immuno-editing）。整个斗争过程能横跨十几年，甚至几十年，你死我活，精彩纷呈。

免疫编辑一共分为三个阶段：

第一阶段：免疫清除。免疫系统强势，突变细胞弱势。免疫细胞能有效地杀灭突变的癌细胞。冒出来一个突变细胞，就被干掉一个。

第二阶段：免疫平衡。身体内癌细胞不断冒出，不断进化，免疫系统很忙，不停地杀，但始终无法除根。免疫细胞和少量癌细胞在体内实现了共存，有的癌细胞为了逃脱免疫细胞追杀，进入了休眠状态。

第三阶段：免疫逃逸。癌细胞继续进化，最终彻底不受免疫系统控制。癌细胞甚至能策反一些免疫细胞，让它们帮助自己的生长和转移，助纣为虐。到这个时候，才出现了医院能检查出来的所谓癌症。

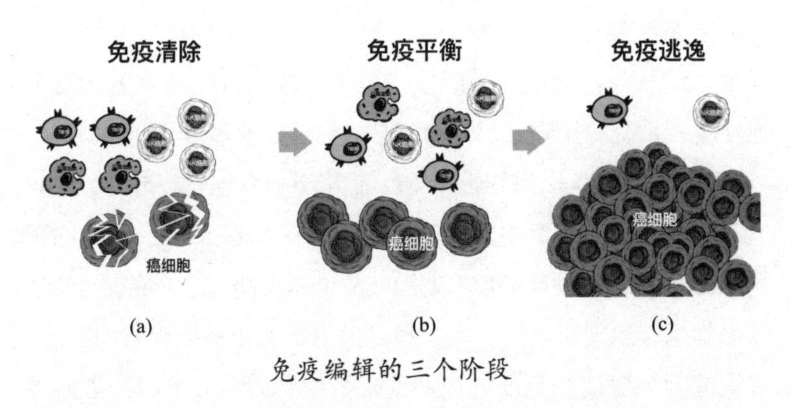

免疫编辑的三个阶段

癌细胞只有逃脱了免疫系统的监管，甚至策反免疫细胞来帮助自己生长，才能真正引起癌症。就像电视剧里演的一样，坏人到处都有，但要想形成一股黑恶势力，前提就是摆脱执法机关，比如警察的监管，有的甚至通过行贿、威胁等手段，让一些警察为自己所用，助纣为虐。

直到免疫逃逸发生后，癌细胞才算在与免疫细胞的对抗中获得了优势，使自己爆发性生长和转移，也就是成为癌症的机会。癌细胞的一生，就是和免疫系统斗争的一生。输了，癌细胞被消灭；赢了，肿瘤出现，癌症发生。

想要证明免疫系统在控制癌症中的关键作用，最简单的方法就是去分析那些免疫系统有严重缺陷人群的癌症风险，比如艾滋病患者。我们都知道艾滋病毒（HIV）是一种能攻击人体免疫系统的病毒，主要针对最关键的免疫 T 细胞，导致人体免疫力大幅下降。如果不控制 HIV 病毒，那么艾滋病患者的患癌风险比普通人高十几倍，甚至几十倍！尤其是卡波西肉瘤、淋巴瘤、宫颈癌等发病率相当高。

在癌细胞和免疫细胞的斗争过程中，中间的“免疫平衡”阶段可能是时间最长的，有可能长达数十年。正在读这本书的你，极大可能就处于免疫平衡阶段。虽然身体里有一些突变的细胞，但在免疫系统的压制下，它们不会对你的健康造成任何影响。

有人或许会问：癌细胞和免疫细胞真的可能长期和谐共存吗？

是的！有很多事实能证明。比如，有人把意外死亡男性的前列腺做了检查，发现 60 岁以上的人，其实超过一半的人有前列腺癌细胞，但现实中，这些人却并没有被查出前列腺有问题。这些人的前列腺癌细胞就处在“免疫平衡”阶段，既不会被清除，也不会爆发性分裂生长。

更直接，也更惊人的证据来自“移植来的癌症”。

一般情况下，癌症是不会人传人的。你和别人吃饭，从来都不会先问一句:“你有口腔癌吗？”那为什么我们不担心同桌的口腔癌细胞会意外传染给你呢？因为我们的免疫系统很强大，对于任何外来的癌细胞都会立刻排斥。哪怕对方真有口腔癌，癌细胞真的透过食物传进了我们体内，那也会被免疫系统发现是不正常的东西，迅速就被识别并杀死。

只有人体的免疫系统严重受损，保护能力很弱的时候，才有可能让外来的癌细胞在体内存活下来，继续生长。那什么时候人体免疫系统会异常地弱呢?

还真有一种情况，就是接受器官移植的时候!

为了防止器官排异，接受器官移植的人，都会长期使用药物来抑制自身免疫系统活性。他们的免疫系统是不健全的，如果移植来的器官里夹杂着癌细胞，那就可能带来严重问题。

到目前为止，文献记载的已经有超过 100 个人类癌症传染的案例，绝大多数都和器官移植有关系。

2018 年移植专业杂志上就报道一个非常惊人的案例:一位器官捐献者，死后居然把晚期癌症传染给了 4 个人!

2007 年，荷兰一位 53 岁的女士突发脑溢血不幸去世，她很善良，生前就签订了遗体捐献协议。因此去世后，医生取出了她健康的肺、肝和两个肾，然后分别移植给了 4 位急需新器官的患者，最小的 32 岁，最大的 62 岁。

她生前定期体检，没有任何严重的疾病。为了安全，移植前医生还专门对这位女士的遗体进行了详细的检查，没有发现异常，更没有任何肿瘤的迹象。

4 个移植都取得了成功，患者都逐渐开始康复。医生和家人都期待着他们过上更加健康的生活。

但万万没有想到的是，意外接踵而来。

首先发现问题的是接受肺移植的那位患者。

她接受移植仅仅过了 16 个月，就因身体不适而住院。检查发现她的多处淋巴结肿大。医生穿刺一看，发现竟然是转移性的乳腺癌！更加意外的是，通过 DNA 测序发现，这个乳腺癌细胞居然不是患者自己的，而是外来的，来自那位捐献器官的女士！

很显然，在移植肺的时候，把肺里隐藏着的乳腺癌细胞也一起移植过来了。肿瘤在新宿主体内生长，导致了悲剧。

这个移植来的癌细胞还非常的恶性，短短 16 个月，不仅移植的肺上出现多个病灶，而且已经转移到了骨头和肝等部位。发现癌症一年以后，这位患者就不幸去世了！

万万没想到，这只是开始。

又过了 4 年，接受肝移植的那位患者在定期体检的时候，突然在移植的肝上发现了肿瘤。经过鉴定，确定了不是肝癌，而又是乳腺癌，而且基因检测又显示它也来自捐赠者！

几乎在同一时间，接受右肾移植的患者，也在肾上发现了癌细胞。不出意外的话，不是肾癌，而是乳腺癌，而且也是来自捐赠者！

现在唯一没有查出癌症的，就只剩下接受左肾移植的那位女性患者了。

又过了两年，移植整整 6 年以后，这位女士也因为体重突然下降，到医院检查。最担心的事儿还是发生了，她体内发现了乳腺癌细胞，而且已经广泛转移。不仅移植的肾有很大的肿瘤，而且已经转移到了肝、脾、骨等各个部位！

来自捐赠者的乳腺癌细胞，居然在她体内潜伏了 6 年之久！

有谁能想到，一次本来很正能量的器官捐献，居然带来了

4 位晚期癌症患者，其中 3 位都先后因为癌症去世了，实在是很凶险。

这是世界上首次报道一位器官捐赠者同时把癌症“传染”给 4 位器官接受者。

业内早就知道移植可能传染癌细胞，所以在移植之前，通常都需要对遗体和重要器官进行仔细检查，排除肿瘤病史和迹象。由于有这些检查，器官移植被传染肿瘤的概率非常低，只有 0.01% 到 0.05%。但有时候，真的是防不胜防。

就说这次的故事吧。遗体捐赠前，医生其实已经按照要求做了非常仔细的检查，包括 B 超、X 线、血液检查等，都没有发现捐赠者体内有任何癌症的迹象。但从后续发展能看出，其实严格地说，捐赠者本身是个“带瘤生存者”，而且是带着恶性乳腺癌。她的癌细胞早已经全身广泛转移到了肺，肝，肾等各个器官。只是谁都不知道她有乳腺癌罢了，不仅自己不知道，医生也不知道。

毫无疑问，这位器官捐赠的女士，就是长期处在“免疫平衡”的阶段。

她体内有很恶性，且已经广泛转移的癌细胞，但自身免疫系统始终没有让它暴发，形成肿瘤。她没有任何症状，甚至严密的体检都无法查出任何踪迹，免疫细胞和癌细胞一直和平共处。

直到癌细胞经过器官移植，进入到了免疫系统受损的人体内，平衡才被打破，癌细胞开始占据优势，进一步恶化生长，最终带来了癌症。

所以，免疫失去控制，癌细胞才是问题，只要免疫占据优势，癌细胞就不可怕。

这也告诉我们，所谓战胜癌症，并不需要干掉身体里的每一个癌细胞。所有长寿的人，并非没有癌细胞，只是成功地和它们共存了很久而已。

免疫逃逸的来源

只要能够维持住“免疫平衡”阶段，癌细胞就形成不了规模，致命的癌症也就不会发生。但癌细胞总是不断地突变，不断尝试突破免疫的限制。当人的寿命越来越长，癌细胞能突变的机会也就越来越多，同时免疫系统能力也越来越弱，此强彼弱，给予足够多时间，免疫逃逸就自然发生了。

由于免疫系统很强大，癌细胞要发生免疫逃逸自然也是非常不容易，它需要一系列非常复杂的生物系统改变。有人问我，你说癌细胞为什么这么聪明，能发明出免疫逃逸的超能力呢？

这句话说对了一半。免疫逃逸确实是一种超能力，但这种能力并不是癌细胞原创发明的，而是正常细胞本来就会的技能。只不过癌细胞为了自己的目的，错误而过度使用了而已。

为了完成生长发育过程，有些没有突变的细胞也会表现出让免疫细胞觉得异常的行为。它们为了防止被免疫细胞误伤，而进化出了抑制免疫系统的能力。

比如，大家觉得下面描述的是一种什么正常生理现象？

在身体某个地方，很多细胞正在快速复制分裂，短期内就长出了成千上万个细胞。这些细胞不仅在复制，很多还会移动，到处溜达，寻找最适合自己待的地方。由于细胞生长太快，这个地方的血管供应出了问题，氧气和养料都跟不上，因此细胞开始释放因子，来诱导新血管的生成。

快速生长的细胞区域释放出信号，自然引起了免疫系统的注意。大量的免疫细胞如潮水一般涌来。但奇怪的是，这些免疫细胞来了以后，并没有干掉这些快速生长的细胞，有时候还会释放出细胞因子，反而进一步刺激了细胞生长。

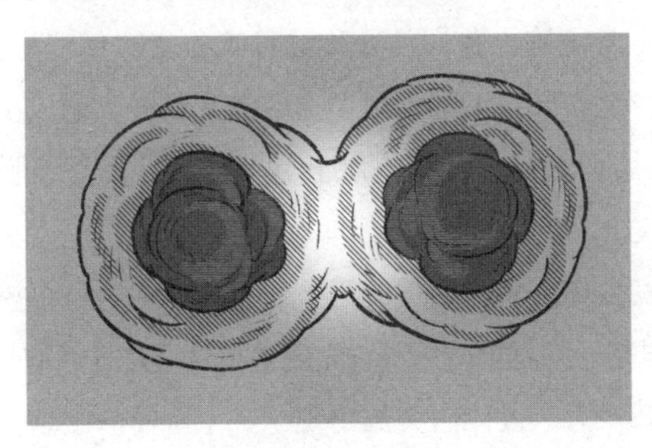

细胞快速分裂

如果我没有提前说是正常现象，很多人都会猜是肿瘤，因为确实很像。但我刚才描述的是“伤口愈合”。

大家再翻回去看一下，是不是很有道理?

你的手指被割破流血了，很多细胞死掉了，那身体立刻就会起反应，要尽快修复这个伤口。你皮肤里的干细胞得到信号，开始进入分裂复制模式，要在短时间内产生大量的细胞来填补组织的空缺。新血管也在生长，帮助细胞获得氧气和养分，加速伤口愈合。这时免疫细胞也被激活，从全身各处赶来。它们帮忙清理受伤区域的坏死细胞，给修复腾出空间，同时释放炎症信号，进一步增加免疫反应，扫清各种危险因素，防止伤口的感染。

大家能看出来，伤口愈合和肿瘤生长有很多相似之处。肿瘤细胞，正是利用了伤口愈合本来就有的一些机制，来帮助自己生长。其中一个机制，就是逃脱免疫系统监管。

伤口修复的时候，干细胞分裂很快，但免疫细胞却视而不见，不会发起攻击，要不然的话伤口就愈合不了。之所以这样，是因为这些快速分裂的干细胞进化出了特殊的能力，它们能释放出一些特殊的信号，让免疫细胞知道：“哦，这是好人。”

对于正常细胞，我们往往称这种现象为“免疫耐受”，听起来好一点，但如果癌细胞学习了这些特殊信号，就成了“免疫逃逸”。不管用词如何，其实本质上是一样的，都是细胞避免了免疫细胞的攻击。

需要发生免疫耐受的情况远不止是伤口愈合。再讲个更惊悚的故事，也是经常发生的故事，大家猜猜这又是描述的什么现象？

想象某一天，人体内突然出现了一个奇怪的细胞。这个细胞完全不是自己人，因为它和身体其他细胞的基因完全不一样，看起来像个外星来客，应该立刻驱逐它。

这个细胞不仅基因不同，而且生长非常快。它到体内不久，就立刻开始分裂，而且极其迅速，最开始每一天就能分裂 1~2 次。短短几个月的时间，它就能通过不断复制，从 1 个细胞变成 100 万亿个细胞！更为可怕的是，这些细胞异常自私，几乎每时每刻都疯狂地从身体摄取能量。它们甚至分化出一群特殊的细胞，专门用来侵入人体组织，和身体血管相连，把营养物质源源不断地运送到自己这里，以满足生长需求。

这些和自身基因不同的细胞，就像一个外来的寄生物，疯狂掠夺身体营养。由于它们的这种行为，人体的压力越来越大，很容易疲劳，每天吃很多东西，就为了满足这些寄生细胞的营养需求，心脏也被迫把更多血送过去，负担大大增加。内分泌系统出现紊乱，甚至出现糖尿病。

难道免疫细胞不管吗？

它们也想管，但管不了，因为这些外来寄生物细胞实现了免疫逃逸，会用多种信号来屏蔽免疫反应。结果就是免疫细胞睁一只眼闭一只眼，假装没看见。

大家觉得刚才描述的，又是什么？

基因不同，生长自私，免疫逃逸，这次是不是特别像肿瘤了？但我已经说了，这是正常生理现象，大家再想想呢？

没错！我刚才讲的是胎儿发育。

仔细想想，哺乳动物的胎儿对于母亲来说，真的是一个非常诡异的存在。

胎儿的细胞基因和母亲完全不一样，一半都是从父亲那儿来的，所以对母体来说，受精卵确实像个外来寄生物。

胎儿在母亲身体里那段时间的最大目的，就是获取资源来帮助自己生长。胎儿甚至进化出了一个一次性的器官——胎盘，来帮助自己更好地摄取营养。胎盘本质就是一个超级大吸盘，伸出无数管子钻到母亲的子宫内膜里面，把营养源源不断地输送到胎儿那里。

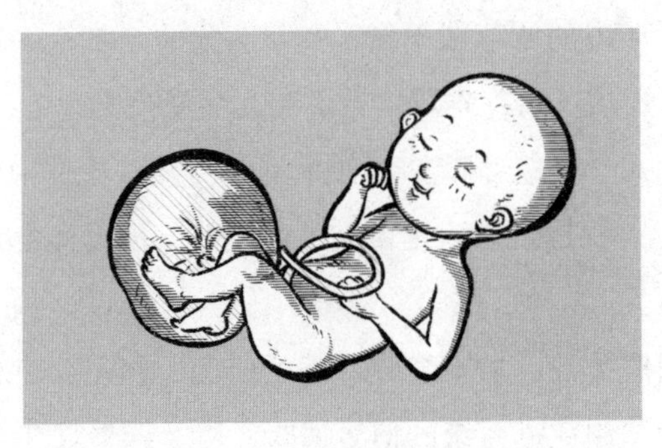

胎儿和胎盘

胎儿的不同基因和掠夺本性，按理来说肯定会引发母体的免疫反应。但为了实现胎生，进化的力量出场了。大自然用了一系列聪明的机理来抑制母体免疫系统对胎儿的攻击，专业上称为“母胎免疫耐受”。但本质上，这就是胎儿的免疫逃逸。

如果没有胎儿的免疫逃逸，胎生就无法实现了。

母胎免疫耐受到底是怎么发生的呢？虽然直到现在都还没100% 搞清楚，但有些重要机制已经被揭示了。

首先，还是靠胎盘！胎盘真的是胎儿的保护神，它不仅帮助搞来营养和氧气，同时还发挥着重要的免疫保护的功能。胎盘能够制造一种特殊的环境，同时产生各种免疫抑制分子，限制免疫细胞进入子宫并攻击胎儿。

另一个很重要的原理是免疫抑制细胞，尤其是“调节性 T 细胞”。调节性 T 细胞是一群非常特殊的免疫细胞，它们虽然叫免疫细胞，但主要功能却是负调控，也就是限制其他免疫细胞的攻击功能。

免疫反应并不是越强越好，而是需要平衡，不然就会攻击自身器官，造成自身免疫性疾病，比如红斑狼疮，类风湿性关节炎等。调节性 T 细胞就是平衡免疫系统的重要组成部分。在怀孕的时候，母亲体内的调节性 T 细胞数量会显著增加，并富集在胎儿所在之处，形成一种保护罩，帮助胎儿免受攻击。

胎儿对母体免疫系统抑制如果不成功，就功亏一篑了。很多习惯性流产，就是因为胎儿免疫逃逸失败，被母体免疫系统当作异物排斥有关。

最新研究发现，肿瘤免疫逃逸的机制，和胎儿有非常多的相似性，包括抑制免疫系统的信号通路，以及调节性 T 细胞这类负调控的细胞群。

不止是免疫逃逸，事实上，癌细胞的很多特性，比如快速生长，摄取身体营养，诱导新血管生成等，其实都并不是它原创或独有的，更不是凭空产生的。它们只不过是借用了很多正常生长发育中本身就存在的机制罢了，包括伤口愈合和胎儿发育。

癌细胞和正常细胞的区别，不是会不会这些技能，而是知不知道“适可而止”。

适可而止，是生命健康的基础。

随着伤口愈合，细胞增殖和炎症反应就停止了；随着胎儿呱呱落地，资源夺取和免疫逃逸也自然消失了。但癌细胞不知道适可而止，持续生长，持续掠夺，持续抑制免疫，导致身体严重失衡，最终威胁到了身体健康和生命。

所以，科研圈经常把肿瘤称为“永不愈合的伤口”。

研究肿瘤免疫逃逸和正常生理过程中免疫耐受的相似性，还直接帮助到了肿瘤免疫治疗。

以前，相信肿瘤免疫治疗能成功的人不多，认为很多人的传统认知里，一旦免疫逃逸发生，就无法被逆转。大家认为，晚期癌症病人身上的免疫系统已经被癌细胞控制了，不再可能发挥重要的功能。就像一旦黑社会形成气候，危害老百姓的时候，找警察已经没什么用了。

但有一部分科学家信念很坚定，他们通过研究伤口愈合和胎儿发育等过程，发现了一系列能抑制免疫攻击的机制，包括各种免疫抑制分子（比如 PD-L1）和免疫抑制细胞（比如调节性 T 细胞）。癌细胞正是把这些天然存在的方法用到了极致，从而导致了免疫逃逸。所以他们猜想，假如能逆转这些信号，让免疫系统重新发起攻击，或许就能重新让免疫细胞控制肿瘤，实现免疫平衡，甚至免疫清除，这就是肿瘤免疫治疗的主要思路。

事实证明，他们是对的。PD-1/PD-L1 抑制剂，以及别的免疫疗法的成功，让大家恍然大悟，原来即使晚期癌症患者的体内，依然还有很多免疫细胞可以发挥作用。它们只是在和癌细胞的斗争中暂时失利，导致数量不够，火力不够，但没有完全消失，如果有办法激活它们，或者带来外援一起作战，那胜利的天平还是有可能重新倾向于免疫的一方，让患者重获健康。

有人曾问我一个问题：既然癌症对身体伤害这么大，为什么自然界不进化出一些更强的机制，来彻底阻断癌症发生？

原因很可能就四个字：平衡、妥协。

由于癌症和正常生理过程有太多相似性。彻底阻止癌症发生，就得干掉生长很快的细胞，干掉诱导血管生成的细胞，干掉从身体大量摄取营养的细胞，干掉抑制免疫系统的细胞，等等。但如果是这样，癌细胞长不起来，但也意味着伤口无法愈合，胎儿无法发育，这是我们无法承受的代价。

正因为如此，大自然只能妥协，追求平衡：为了保证伤口能愈合，胎儿能发育，我们也只好放松一些对癌细胞的压制。

说来说去，为了种族延续，一切只能平衡。

自免疾病和癌症

说到平衡，免疫系统是最需要平衡的。

免疫太弱肯定不行，但太强（活跃）也不行。大家肯定知道有一大类疾病叫自身免疫性疾病，比如红斑狼疮、类风湿性关节炎、多发性硬化症等，大大小小有近百种，它们的本质都是因为免疫系统过于活跃，敌我不分，开始攻击正常组织造成的。

有人问过我一个很有意思的问题：自身免疫性疾病患者是不是更不容易得癌症？

这确实是个好问题。

整体来看，这两类疾病有很多相反的特性，比如对于自身免疫性疾病，治疗思路是抑制免疫系统，而治疗肿瘤则是想激活免疫系统。患者性别分布也不一样，自身免疫性疾病患者多数是女性，而肿瘤则多数是男性。这点和不同性别的人天然免疫力高低有关。和男性相比，女性免疫细胞整体更加活跃，普遍认为这是进化优势，是为了影响怀孕和哺乳过程，更好地保护胎儿。更活跃的免疫系统，让女性整体癌症少，而自身免疫性疾病多。

但自身免疫性疾病患者癌症风险真的更低吗？说实话，我个人特别希望是真的。上帝关一扇门的时候，总得开一扇窗吧。但不管我怎么想，要下结论只能看数据。

很遗憾，人群的统计数据并不支持这个说法。大数据发现，自免疫疾病患者得癌症的整体风险和普通人差不多，有些特定癌症类型风险还更高。

比如，类风湿性关节炎患者的淋巴瘤和肺癌风险更高，系统性红斑狼疮患者的非霍奇金淋巴瘤、肾癌、肝癌风险更大，而炎症性肠病患者的结直肠癌风险增加。

这是怎么回事儿呢？一个人怎么能同时免疫系统太活跃，又能力不够呢？

因为这两类疾病都很复杂，并不是完全相反的关系。

第一，自身免疫疾病患者的免疫系统，不是简单的“更强”，而是和癌症一样，都属于“失衡”。

自身免疫疾病患者的免疫系统错误地攻击正常细胞，并不代表会对肿瘤细胞的杀伤力更强。

无论是好坏不分的免疫系统（自身免疫疾病），还是对坏蛋熟视无睹的免疫系统（癌症患者），都对控制肿瘤没有好处。

第二，自身免疫疾病患者一般都长期接受免疫抑制药物治疗，会降低人体免疫功能。

自身免疫疾病患者长期使用免疫抑制药物，目的是减少免疫细胞对正常组织的误伤，但长期使用这些药物，可能增加患癌风险。所以，长期使用免疫抑制剂的患者，要比普通人更重视癌症筛查。

第三，自身免疫疾病通常伴随着慢性炎症，而慢性炎症本身就是癌症风险因素。

慢性炎症是明确的癌症风险因素。长期炎症会导致持续的细胞损伤，身体为了修复就得不断让细胞分裂，这就带来了更多基因突变可能。同时，慢性炎症产生的炎症因子可以促进细胞增殖、新血管生成和免疫抑制，形成有利于癌细胞生长的微环境，这些都会增加患癌的风险。

第四，有些生活和环境因素，可能同时增加患自身免疫疾病和癌症的风险。

比如，吸烟是最强致癌因素之一，同时也增加类风湿性关节炎或多发性硬化症风险；EB 病毒感染，和鼻咽癌 / 淋巴瘤有关，同时也能触发或加剧自身免疫疾病；还有饮食，它对肠道微生物群有显著影响，而肠道微生物群失调与癌症有关，也和自身免疫疾病有关 。

如上所述，自身免疫疾病患者的癌症风险并没有更低，甚至有些肿瘤发生概率还更高。

说到自身免疫疾病和癌症的关系，还有个重要问题是：如果自身免疫疾病患者得了肿瘤，能用肿瘤免疫治疗吗？

是啊，如果患者本身免疫系统就很活跃，还敢为了抗肿瘤进一步激活它吗？

答案是：可以考虑。但这件事因人而异，需要做个性化的风险评估。

很多肿瘤免疫药物说明书中，都确实写了自身免疫患者要慎重使用。它们可能引发新的自身免疫反应或加重现有的疾病，比如类风湿性关节炎和系统性红斑狼疮。

但也不是绝对不能用。事实上，肿瘤免疫药物上市 10 年来，已经有自身免疫患者接受了治疗，毕竟最大的优先级是活下来。用了以后，确实有人自身免疫疾病出现恶化，也有很多人没有受到太大影响，同时控制了肿瘤。

是否使用肿瘤免疫治疗，需要医生仔细评估自身免疫疾病的类型、严重程度、患者当前状态。整体上看来，尽管存在风险，某些自身免疫疾病患者仍然能够从免疫检查点抑制剂中受益，尤其是在严格监控和管理不良反应的情况下。

或许治病的所有本质，就是让生命系统和免疫系统重新恢复平衡。

治疗肿瘤也好，治疗自身免疫性疾病也好，都是想通过各种方法，重新帮助免疫系统平衡，让它活跃到足以攻击癌症，但不显著攻击自身细胞。对于自身免疫疾病患者，这样的调整可能难度更大，需要调得更慢，更细，但并非不可能。

第二章

免疫治疗的过去和现在

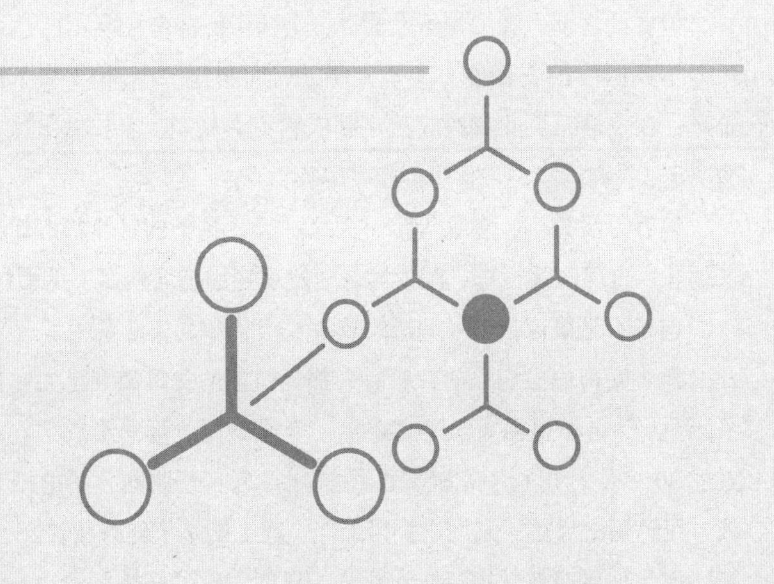

神奇的自愈故事

大家已经知道免疫细胞能对付癌细胞的原因，那从现在开始，我们可以更深入地去了解各种肿瘤免疫疗法了。

现在已经上市，或者临床试验取得初步成功，未来大概率会上市的肿瘤免疫治疗类型有很多。其中最有名的是帮助艾利森和本庶佑获得诺贝尔奖的以 PD-1/PD-L1 抑制剂为代表的肿瘤检查点抑制剂。除此之外，还有以 CAR-T，TCR-T 为代表的细胞免疫疗法，以及单抗、双抗、癌症疫苗、溶瘤病毒，等等。在这本书里，我会一一给大家介绍。

但在此之前，我想先给大家讲一个孩子的神奇故事。

不到两岁的安德鲁（为了方便，后面叫他“小安”）得了白血病，在美国顶尖儿童医院治疗后依然不幸复发，家长做出惊人的决定：放弃治疗，带孩子回家“等死”。

但万万没想到，在家等了一天又一天，孩子的身体状态却越来越好。再回医院检查，医生惊奇地发现癌细胞居然都不见了！

这是不是很像营销号编造的故事？但它却真实地发生了。

在小安得白血病之前，所有人都觉得他的父母简直是太完美了：两人都是斯坦福大学的高才生，毕业后职业都非常成功。两人才 30 多岁，爸爸年纪轻轻已经是硅谷著名互联网公司的副总裁，而妈妈白天在一家创业公司工作，晚上则是个健身教练。

而且他俩身体健康，儿女双全，早就完成了三胎目标。小安是最小的，最近刚满 1 岁，他还有个 5 岁的哥哥和 3 岁的姐姐。

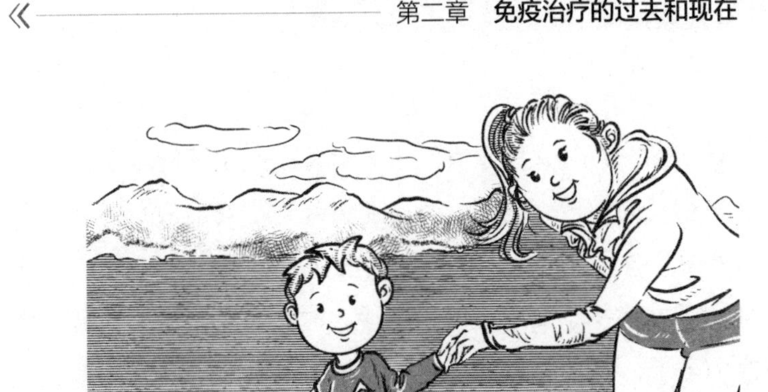

小安和妈妈游戏

小安的到来，给全家增加了无数的欢乐，所有人都爱逗他玩。但或许真的是物极必反，小安刚过 1 岁生日不久，就突然生病了。到医院一查，居然是急性巨核细胞白血病，一种儿童中罕见的白血病。全美国每年只有不到 50 个孩子会得这种病，小安就中招了。

医生进一步检查，带来了更多的坏消息。

小安不仅得了罕见的白血病，而且他的癌细胞携带了特殊的基因突变，属于最危险的亚型。按照以往的经验，即使用目前最好的疗法，他活下来的概率也只有区区的 10%。事实上，他的主治医生就没见过高危亚型的孩子能长期存活。

果不其然，小安的癌细胞恶性程度很高，不仅生长非常快，而且对化疗也不太敏感。面对这种凶险的疾病，必须尽快找到合适的配型，进行骨髓移植。医生告诉父母，这是小安唯一的机会。

最有可能和小安骨髓匹配的，就是他的哥哥和姐姐。不幸中的万幸是小安的哥哥正好是个完美配型，可以给他提供骨髓干细胞进行移植。虽然中间也遇到些波折，但移植总算是顺利完成了。两个月后复查，骨髓里没有发现癌细胞，这意味着移植取得了初步成功。

家长松了一口气，终于看到了一点儿家庭团圆的希望，这段时间因为小安的病情，他们一个人在医院陪小安治病，一个人在家带另外两个孩子，一家人已经很久没在一起了。

他们开始憧憬小安康复后的生活。他们决定，等小安出院就重新换个房子，不再回以前的地方。他们想找一个更安静的地方，一家人好好待在一起。他们甚至还找好了设计师，要把小安的房间布置成他喜欢的飞机主题。

很可惜，幸运之神没有眷顾他们。短短 2 个月以后，到了 6 月份，复查显示：肿瘤复发了。

按照经验，医生准备再尝试大剂量化疗，可能的话，用脐带血来做第二次骨髓移植。虽然大家都知道，根据小安白血病的特性，第一次移植失败，意味着第二次移植成功的机会也非常渺茫，但总是要搏一下的，对吧？一定要治到最后一刻的，对吧？

医生是这么想的，但没想到，小安的父母并不这么认为。

当听到医生建议的治疗方案后，小安的父母认真思考了两天，然后做出了一个惊人的决定：放弃治疗，带孩子回家“等死”！

听到小安父母的决定，医生震惊了。他们明确表示反对：“你们还是再考虑一下。实在不想做移植，我们至少再试试化疗，这样应该还可以延长一点儿小安的生命。”

家长态度很坚决：“我们都清楚，现在这种情况，治愈小安白血病的概率几乎为零，但孩子要再次受苦的概率是百分之百。为了治病，我们的家人已经四分五裂了，小安也很久没和哥哥姐姐一起玩了。我们决定，一家人在一起陪小安度过剩下的时光，无论这段时光有多长。”

监护人有最终决定权。医生虽然很矛盾，也只好允许小安出院。不过他们达成了一致，到小安生命的最后时刻，医院的临终关怀团队会到家里帮他渡过艰难的时光。

小安父母知道这件事儿肯定会在朋友圈引起轩然大波，所以干脆直接向朋友们公布了这个决定。他们告诉朋友："我们并不是不爱小安，而是重新审视了为人父母的责任。我们相信重要的不只是孩子的生命长度，也包括他的生活质量。对小安而言，从现在开始，我们决定专注于他的生活质量。"

同时，他们请求大家不要做下面这三件事儿：

第一，不要质疑他们的这个决定；

第二，不要推荐任何治疗方法或偏方；

第三，不要告诉他们还有希望。

他们要彻底地放弃治疗，也彻底地放弃希望。

按照计划，离开医院后，他们住进了一个新房子，小安和全家人终于住在了一起。爸爸和妈妈暂时都从公司离职了，每天就在家陪着他，哥哥和姐姐也经常在他身边玩，大家都希望能尽量留下一些美好的时光。

但在没有任何治疗的情况下，没过多久，小安的病情就急剧恶化了。他没法离开床，每天都躺在上面呻吟，还经常因为疼痛而大叫。听到他的痛苦，父母非常焦虑，但依然坚持自己的决定。

知道情况恶化后，医院的临终关怀团队开始介入。他们每天到家里来，主要任务就是给小安注射吗啡，减缓他的疼痛。

他们还给小安的床铺了一层深色的毯子。因为他们知道，小安的白血病会导致血小板越来越少，凝血功能越来越弱，到最后，他可能会血流不止。用深色的毯子，流血后看起来会好一点儿，至少不会吓到家里其他人，尤其是年幼的哥哥和姐姐。

又过了一周，情况进一步恶化。医生告诉家长，是时候做好最后的准备了。

因为小安喜欢飞机，所以父母在机场附近给小安选了一块墓地。为了防止他孤单，他们甚至还把隔壁的两块墓地也一起买了，留给了自己。

父母还以小安的名义成立了一个慈善基金，里面的钱未来都会用于支持儿童医院的音乐治疗，提高患儿在医院的生活质量。

最后的日子看起来越来越近了。小安已经无法进食，身子整天几乎一动不动，就连呼吸都时断时续。他的身体越来越僵硬，脸色越来越紫。

医生在房间里待命，全家人也陪在他的身边。妈妈流着泪，紧紧握着他的手，说："如果你难受，想走了，就走吧。"

这时他们唯一的心愿，就是希望这一切结束得快一点。

但这一天，小安熬过去了。第二天，小安也熬过去了。第三天，小安又熬过去了。

小安就这样一直坚持着，从 6 月熬到了 7 月。天气一天比一天热。命运突然逆转，一些小奇迹，开始在小安身上出现了。

一天，姐姐在床边逗他，小安突然大笑了起来。他很久没这样笑了。

一天，哥哥在玩篮球，小安突然坐了起来，把滚到身边的球丢了出去。他很久没有力气扔玩具了。

一天，小安突然说："我今天想吃披萨！"

看到这些情况，小安的父母心情非常复杂。有一丝的开心，但更多的却是愤怒:“既然最坏的结果不可避免，为什么不早点儿结束，还要给我们希望？！”

日子就这样一天一天过去。很快，8 月份到了，小安的状态越来越好。不仅家人和朋友很迷惑，就连医院里做临终关怀的医生都懵了：这是什么情况？他们从没见过越关怀反而越健康的病人。

医生们开了个会，最后大家猜测情况应该是这样的：7 月份小安身体状况快速恶化的时候，并不是白血病暴发了，而是由于免疫力低下，遭遇了一次严重的感染。现在感染过去了，所以小安状态好了一些。

但这时医生依然认为，这只是暂时的，或许是回光返照。既然癌细胞还在，如果不治疗，白血病迟早还是会恶化。最终，不可避免地会夺走小安的生命。

但他们猜错了，到了 9 月份，怪事儿更多了。

小安父母告诉医生：小安开始下地行走了；小安胃口越来越好，吃得越来越多了；小安本来是光头，现在卷卷的头发又长出来了。

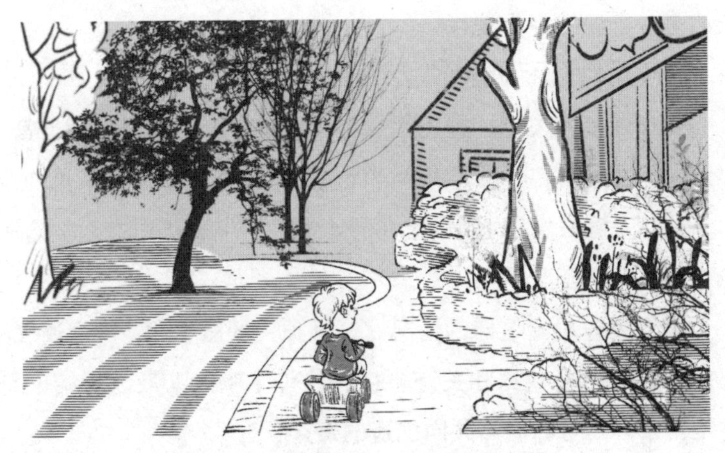

小安状态越来越好，可以外出游玩了

终于，小安迎来了他两岁的生日。之前谁能想到，小安还能吃上自己两岁生日的蛋糕?

10 月份到了，小安的身体几乎恢复到了生病前的状态。他开始跑步、游泳，和哥哥姐姐在草坪上玩球。

随着时间的推移，医生感觉自己正在被啪啪打脸。虽是顶尖医院的医生，但谁也没有见过小安这种情况：完全放弃治疗，居然身体越来越好?

医生觉得很奇怪，想办法说服了小安的家长，带他回医院做一个骨髓检查。

做检查的医生把小安的样品放进机器检查的时候，不抱任何希望。像小安这样的白血病患者他这辈子一共见过 19 位，一旦复发，骨髓里肯定到处都是癌细胞。但当小安的检查结果出来的时候，医生全身鸡皮疙瘩一下子就起来了。

仪器检查了小安骨髓里的 20 万个细胞，一个癌细胞都没有!

医生简直不敢相信自己的眼睛，又仔细检查了 50 万个细胞，依然是一个癌细胞都没有!

小安的白血病细胞哪儿去了?

由于小安复发后，他爸妈选择了彻底放弃，连民间偏方都没尝试，所以各种“神药”或者“保健品”也没办法跳出来抢功劳。

所以，到底发生了什么，是什么东西控制住了白血病?癌症，怎么会自己就痊愈了呢?

没人见过小安这样的情况。一堆顶尖的医生和科学家凑在一起，分析了所有数据和关键事件，讨论了半天，最终的结论是：这是由很多巧合和偶然共同创造的奇迹!

简单地说，就是小安在合适的时间，遭遇了一次合适的感染。

6月份，在进行完化疗和骨髓移植后，小安的免疫系统正在恢复过程中。但这时他碰巧被什么东西感染了，导致体内刚刚恢复的免疫系统被强烈激活，带来了发烧，无力等各种症状，大家当时还以为是白血病暴发，小安快不行了。

最终，小安熬了过来，而且意外的是，激活的免疫系统不仅清除掉了感染，还顺便清除掉了残余的、蠢蠢欲动的癌细胞！

回想小安的经历，确实非常离奇，非常巧合。

如果当时他父母没有放弃，小安就会按建议开始接受化疗。这会杀死一些癌细胞，也会直接杀死很多刚刚从移植中获得的免疫细胞。免疫系统受损，感染就很可能无法强烈激活免疫系统，也就不会意外地治好癌症。

未知生焉知死，未知死焉知生。谁也不会想到，这次小安父母的彻底放弃，反而带来了小安的重生。

但我们接下去马上就会看到，小安这样的故事虽然罕见，但并非前无古人。早在100多年前，已经有医生发现了同样的事情，并且还开发出了最初期的肿瘤免疫治疗。

科利毒素：肿瘤免疫治疗的雏形

虽然肿瘤免疫治疗是最近才真正被大家广泛接受，但尝试通过调节免疫系统来对抗癌症的医生早就有了，只不过当时他们自己都不知道这是一种免疫治疗。不过这不能怪医生，因为当时连“免疫系统”这个词都没有。“免疫系统”这个说法，要到20世纪中期才开始在科学界和医学界广泛使用。

目前可追溯的最早肿瘤免疫治疗记录之一，是来自美国纽约的一名年轻的医生威廉·科利（William B. Coley）。科利 1862 年出生于美国的东北部，先是一名骨科医生，后来成为一名癌症研究者。他从小就是妥妥的学霸，大学就读于耶鲁大学，毕业后又进入哈佛医学院学医。医学院毕业后，进入了著名的纽约医院，也就是现在的康奈尔医学中心工作。

在他的职业生涯中，他开创性地对患者使用了现在看来属于免疫疗法的超前方案，取得了一些积极效果。

有趣的是，在他活着的时候，他被很多人当成“民科”，嗤之以鼻。直到他去世，他所探索的新型疗法也没有引起什么波澜。但恐怕连他自己都没有想到，在死后近 100 年，被广泛追认为“肿瘤免疫治疗之父”。

科利为什么会探索肿瘤免疫治疗呢？

最开始是因为一个姑娘。1890 年，刚开始上班不久的年轻科利医生遇到了改变他一生的患者：17 岁的伊丽莎白（Elizabeth Dashiell）。这个可怜的小姑娘本来是手意外受伤，跑到医院来看伤口，但没想到居然查出来患了骨癌。在 1890 年，放疗和化疗都还没发明，只有手术这一条路。面对骨癌，医生唯一能尝试的办法就是截肢。科利作为外科医生，手起刀落，干脆利索地就把伊丽莎白患癌手臂截掉了。虽然小姑娘遭遇了很大的痛苦，但科利医生自己挺满意，因为从技术角度，手术很完美，他把医学院学习的知识和技术都用上了。

但事实证明，手术虽然技术上看起来成功，但对于控制肿瘤却毫无作用！

仅仅 10 周后，伊丽莎白就因为肿瘤转移而去世了。当然，我们现在都知道，这并不是科利医生的手术做得不好，而是伊丽莎白是个晚期癌症患者，在诊断的时候，她的肿瘤就已经转移了，癌细胞在全身多个地方都有，所以无论手术切得多干净，这样的患者其实都是不可能光靠手术治愈的。

但科利医生当时并不了解这一点，只是感到遭受了非常大的打击。自己辛辛苦苦从医学院学习的知识，多年努力练出的技术，在面对恶性肿瘤的时候居然如此无能！不仅没能治愈，甚至连延长生命都做不到。

他开始质疑手术对治疗癌症的效果，不希望自己一辈子面对癌症都束手无策。所以他从一名简单的骨外科医生，变成了癌症研究者，开始探索各种各样的肿瘤治疗新方法。

当时没有计算机，也没有互联网，所以他学习的方法就是泡图书馆。他长时间翻阅图书馆里的书籍，试图寻找到癌症患者治疗效果好的案例，看看能不能获得一些启发。

结果还真被他找着了！在纽约医院的医学档案馆，他意外看到一个神奇的案例，让他眼前一亮。

数年前，纽约医院收治了一个德国裔的移民患者，叫弗莱德（Fred Stein）。当时他脖子上长了个大肿瘤，但由于位置太危险，根本没法手术，很可能直接死在手术台上了。没有放疗，没有化疗，不能手术，所以弗莱德基本只能回家等死。人倒霉的时候，真是喝凉水都塞牙，弗莱德拿肿瘤束手无策不说，这个时候居然又感染了一种严重的传染病：丹毒。

当时大家并不知道丹毒的发病原因，只知道症状严重，而且会传染。很多年后，科学家才搞明白，丹毒是溶血性链球菌导致的急性感染。这个病之所以中文名叫丹毒，是因为生病的人皮肤各处，包括脸上会出现红斑，后续皮肤红斑会迅速肿大、产生灼热感和疼痛感，还会有水泡、瘀点、皮肤坏死等症状。同时，患者还会出现高烧、寒战、头痛、呕吐等各种症状。总之，得了丹毒很惨。

在没有抗生素的年代，像弗莱德这种身体状态不好的患者，严重的丹毒感染很可能是要命的。但弗莱德命大，带着肿瘤还硬生生把丹毒熬过去了。

让医生感到无比神奇的是，在他战胜了丹毒后，不仅感染症状没有了，而且脖子上的肿瘤居然消失了！

医生完全不知道为什么肿瘤能自愈，百思不得其解，只能把这个案例记在了书里，存放在图书馆。科利医生翻书的时候看到这个故事，眼睛都亮了！他立刻产生了一个大胆的想法：能不能用丹毒感染来治癌症？！以毒攻毒，不就是自己苦苦寻求的神奇肿瘤治疗方法吗？

科利顺着记录去寻找弗莱德这位病人，希望确认一下是不是真的自愈了。皇天不负有心人，结果弗莱德真的还在纽约，科利在曼哈顿的一个偏僻的角落找到了他的家，一看，这么多年过去，弗莱德真的没有肿瘤了！

科利医生被震撼了。

回家后，科利医生先做了一些探索性的研究，愈发坚信癌症患者出现感染，和肿瘤缓解有直接的联系。在强烈的信心下，科利医生快速开始进入了下个阶段：治疗病人！

在没有药监局的年代，临床医生想尝试一个疗法是很简单的，科利医生直接就启动了他的疯狂之旅：直接给癌症患者打活细菌，诱发丹毒，治疗肿瘤！

第一个病人他还是比较谨慎，想找个尽量接近弗莱德情况的患者，比如最好是脖子上有肿瘤的人，万一脖子上的肿瘤对丹毒病毒最敏感呢？对吧。

结果又被他找到了！1891年，一名叫佐拉的意大利移民出现在他面前。这个人脖子上长了一个鸡蛋大小的肿瘤，已经危及生命，处于等死状态。而且这人是个瘾君子，独自一人生活，无依无靠。

有肿瘤，没家人，佐拉简直是个完美的试验对象。

说干就干，科利医生直接往佐拉的肿瘤里面注射能诱发丹毒的细菌，等待出现发烧和感染反应。经过好几次注射，佐拉最终“成功”得了严重的丹毒感染，各种症状都出来了。让科利医生振奋的是，得了丹毒后不久，佐拉的肿瘤真的开始溶解，两周后就消失了！

本来被判了死刑的佐拉，在科利医生使用“丹毒疗法”后又活了整整八年。

佐拉治疗的成功让科利医生大受鼓舞，看来以毒攻毒的猜想是对的！于是随后两年，他又用同样的丹毒细菌治疗了十多名患者，但结果却不太理想。事实证明，丹毒感染的不可控性太强了，有的病人注射了细菌后身体太能扛，死活不发烧，所以也没用，但更危险的是，有几位患者发烧倒是发烧，但烧得太厉害，直接病死了！

看来事情远没那么简单，佐拉可能是个特例。

科利医生又被迫回到了实验室，重新琢磨怎么改进这个疗法。最终，他得出结论，用活细菌太危险了，得降低风险。经过一段时间的试验，他最终发明了“科利毒素”，一种由两种细菌，链球菌和沙雷氏菌组成的新配方。更关键的是，他这次用的是死细菌，也就是细菌的尸体和碎片，这也能引发身体的免疫反应，但却不会致病，这大大降低了不良反应和患者的死亡风险。

大家可能看出来了,“科利毒素”的本质，其实很像灭活疫苗。

科利医生用“科利毒素”治疗了很多病人，据说效果不错，但很可惜，直到他 1936 年去世，这个疗法都一直饱受争议，没有获得主流医学界的认可。

为什么会这样呢？至少有三个重要原因：

第一，违背了医学理论和“不伤害“原则。绝大多数人觉得他的这个疗法想法过于激进，给身体本来就很弱的癌症患者注射细菌过于危险。“刻意让患者发烧“这件事儿，听起来就不是医生干的事儿。

第二，和主流抗癌发展方向违背。“科利毒素”出现有点生不逢时，当时正是放疗的黄金时期。1895 年，伦琴发现了 X 射线，很快就带来了肿瘤放疗这个新技术。主流科学家最爱干啥？追热点！在科利医生的那个年代，大家都跑去研究放疗。对于一个说不清道不明的“以毒攻毒”的抗癌手段，实在是难以感兴趣。

第三，科利医生试验记录做得很差，就跟咱们中国有些菜谱一样，很随性：这个细菌少许，那个细菌适量。结果导致其他人很难重复他的结果，自然也就令人不相信。而且他的试验缺乏对照，很多用了“科利毒素”的患者，同时也接受了手术或放疗，所以即使看起来有效，也很难说明到底是哪个疗法起效了。

正因为这些原因，直到科利医生去世，“科利毒素”也只是作为坊间一种偏方存在，属于少数人尝试的试验性治疗。随着 1962 年美国颁布了更为严格的药品管理法案后，“科利毒素”这种缺乏严格科学证据的疗法，就逐渐销声匿迹了。

虽然没有成为主流疗法，也没有获批上市，我们现在相信科利医生观察到的现象是真实的，因为在随后的 100 多年里，癌症患者因为感染细菌或病毒，免疫系统被激活而意外把肿瘤清除的故事，一直在发生。不少治愈者作为临床案例，被详细记录在正规的医学杂志上。

比如，2012 年，美国一位淋巴瘤患者被感染得了肺炎和结肠炎，后来炎症好了，肿瘤也完全消失了。

新冠感染也带来过神奇的肿瘤自愈。2021 年，英国的医生报道了一个神奇案例：一位 61 岁的恶性淋巴瘤患者，全身各处都有活跃的癌细胞，本来情况就不太好，结果又感染了新冠病毒，就在大家还为他身体担心的时候，他不仅扛过了新冠，而且后来肿瘤也没了！ PET-CT 显示，他的肿瘤几乎完全消失了，而且相关的肿瘤标记物指标也下降了 90% 以上！

不只是淋巴瘤，各种肿瘤都报道过自愈的情况。像前面章节提到的小安的故事。

用现在的眼光来看，这些案例和科利毒素异曲同工，都是靠感染意外激活了能对抗癌细胞的免疫反应而清除了癌细胞。真是无心插柳柳成荫。

虽然看起来有希望，但我现在肯定不会推荐大家用科利毒素，更不会推荐故意去感染新冠，原因很简单，因为这一类简单粗暴的免疫治疗有效率实在太低了！

大家想想啊，全世界几乎所有人都感染过新冠，其中肿瘤患者就有数千万，但肿瘤消失的有多少呢？屈指可数！就是因为罕见才能发论文嘛。用新冠感染来对抗癌症，估计有效率还不到百万分之一，还不如买彩票，新冠病毒肯定是不可能治疗癌症的。

大家可能会好奇，既然威廉·科利有生之年完全是被主流抛弃的“民科”，为啥到了21世纪，他又逆袭成了“肿瘤免疫治疗之父”呢?

靠的还是一个姑娘。这次最大的功臣是他的女儿：海伦·科利（Helen Coley）!

如果没有他女儿，科利医生就只是无名之辈，消失在历史的茫茫浓雾中。如果说科利医生一辈子都在推广“科利毒素”，那海伦·科利就一辈子都在推广她老爸。

科利医生去世后，女儿海伦·科利整理遗物，意外发现了她父亲的大量病历记录，以及对“科利毒素”的介绍。虽然由于科利医生科研水平不行，这些记录乱七八糟，但还是让海伦大受震撼。她花了几年时间整理了这些文档，同时亲自走访了大量父亲以前的病人，证实了确实有不少患者用“科利毒素”取得了很好的效果，甚至治愈了。

海伦感觉非常郁闷，这么重要的发现，居然被埋没了，别人完全不知道?不行!必须让世界知道!

于是海伦开始给全国的癌症专家写信，希望找到人一起推广“科利毒素”。可惜，没有任何专家感兴趣!

最重要的原因，是海伦的背景。她既不是科学家，也不是医生，完全是个小白。事实上，她连大学也没有上过，光这一点，就很难让人重视她关于癌症治疗的想法。

同时，时间也不太对。当时第二次世界大战刚开始，军事和国防才是大家最关心的事儿，很多科学家都被调去做军事研究了，癌症领域根本不算着急的事儿。

而那些少数专注癌症研究的专家，当时最感兴趣的是化疗。当时化疗刚刚出现，在某些肿瘤里展现了良好效果，于是科学家们又开始追热点，一窝蜂跑去研究化疗，对其他疗法统统不感兴趣。

总之，天时、地利、人和，统统都不在海伦这边。

但我觉得最大的问题，还是她爸挖的坑。

其实还是有个别专家回信表示了一些兴趣，比如，当时纽约癌症医院的主任罗兹（Rhoads）就回信说："这件事很有意思，但你首先必须做个患者的详细治疗效果总结。要说你父亲方法有效，患者必须被确诊为癌症无疑，而且除了科利毒素，没有使用过任何其他治疗方式。"

这些要求并不过分，非常科学，非常合理。

但前面说了，海伦她爸虽然胆子大，勇于挑战，但却是很糟糕的科学家！很多临床记录不仅不完整，连病人样品也搞丢不少。更要命的是，他的多数病人都同时接受过别的治疗，所以海伦几乎找不到一位患者满足"有完整记录，而且没有接受过别的治疗"这个条件。

由于这些原因，虽然海伦急切地想寻找科学家合作，继续父亲的研究，但无论是找人，还是找科研经费，都处处碰壁。

但海伦非常坚持，她对推广科利毒素到了痴迷的地步。在外人看来，甚至有点走火入魔。虽然不断被拒绝，她却坚持继续不停地给各种人写信。整整坚持了八年！

如果她完全不进步，只是不断写信，自说自话，那也没什么值得骄傲的，别的"民科"也是这么干的。但海伦很了不起，她八年间边写信，还边学习，自学了大量生物医学知识。一个连大学都没读过的人，最后活生生把自己搞成生物医学的专家了。

正是这样的学习态度，创造了奇迹。

后来海伦在给专家写的信里面，已经展现了极高的科学专业素养，比如："目前的证据，显示（科利毒素）是通过刺激网状内皮系统起作用的……"

这句话非常惊人！因为当时还没有"免疫系统"这个词，所谓的网状内皮系统，其实就是免疫系统的一部分。没有读过大学的海伦，仅仅靠着对父亲研究的痴迷和勤奋自学，提出了"科利毒素是通过激活免疫系统起作用"这个非常准确且超前的猜想。

我们现在知道，这是对的。

毫无疑问，海伦最初对科利毒素的兴趣，完全是因为父亲。她是为了推广父亲的研究成果而努力。她自学了很多年以后，境界已经升华了。她琢磨的事儿比她父亲要大得多。

在 1950 年再次写给纽约癌症医院的主任罗兹的信里，她说："我想再重申一下，我的目的不是要推广科利毒素，而是希望讨论（免疫疗法）这种治疗癌症的新思路。如果能系统性地进行研究，我们就可能节省很多宝贵的时间，同时避免以前（我父亲）犯过的错误。"

这封信，毫无疑问说明海伦当时的兴趣已经超越了科利毒素本身，而是想研究癌症免疫治疗。

正是因为站到了更高的高度，海伦才开始转运了。她成功说服了一些朋友并得到了资助，于 1953 年在纽约成立了"癌症研究所"（Cancer Research Institute），这是一个有点特立独行，聚焦推动"癌症免疫研究和治疗"的非盈利组织。

在未来的几十年，这里成为推动癌症研究前沿，尤其是肿瘤免疫治疗的重要场所，也让大家记住了威廉·科利的故事，和他的科利毒素。

在科利毒素的故事中，有很多的启发。我个人觉得有两点是特别重要的。

首先就是科学需要包容。

主流科学界有个最大的弱点，就是喜欢追逐热点。20世纪初，放疗刚出现，于是全民研究放疗，50年代，化疗出现，于是全民研究化疗。但纵观科学发展历史，重大的生物医学突破极少来自有名或者权威的“专家”，而往往来自意想不到的角落，来自一些思想天马行空，平时不太受待见的科学家，尤其是思维非常活跃的青年科学家。因为重大科学突破，往往也意味着“不符合常识”。

最近的重要生物医学突破，无论靶向药物、免疫药物、基因编辑、核酸疫苗，无一不是如此。

所以，科学界需要有包容的心态和环境，要允许一些“非主流”研究的存在，不能一味打压。对于癌症和人体，我们极可能仍然在盲人摸象。谁敢说一定知道真相呢？下一个改变世界的抗癌疗法，或许正在没人知道的小实验室生根发芽。

好消息是，站在历史的角度来看，科学一直都是向前的，因为它会纠错。科学和伪科学最大的区别，就是科学是可以证伪的。只要有新证据出现，再非主流的理论也能立刻翻身，就像肿瘤免疫治疗一样。虽然科利医生当年影响力很小，但随着时间流逝，最终他的价值还是得到了认可。

然后就是掌握科学研究方法很关键。

现在很多推崇偏方的人，一味抱怨受到了主流打压。殊不知，最根本的原因不是他们的想法不符合主流，而是因为不懂用科学语言表达，无法交流。

对于治病来说，客观证明治疗手段有效，同时副作用可控，是不变的真理。威廉·科利之所以沦为“非主流”，和他自己试验记录一塌糊涂，没人能重复他的试验很有关系。如果没有海伦数年如一日整理父亲的资料，没有后来更多科学家的严谨研究，科利毒素肯定已经被世界所遗忘，威廉·科利的“癌症免疫之父”称号更是无从谈起。

不管是50年前，还是现在，想让自己的想法得到大众认可，唯一的途径就是用科学方法去实践。不然，阿Q精神再强，偏方就是偏方，注定会被历史遗忘。

如果你实在不行，那就最好努力生一个好女儿或者好儿子，希望他们能帮你翻盘。

海伦·科利当年筹建的“癌症研究所”，现在被公认为肿瘤免疫治疗的先驱，产生了一系列重要科研成果。它之所以能获得成功，和一开始就吸引到几位不走寻常路，有想法的年轻科学家密不可分。

其中最重要的一位，是后来的研究所老大，也是免疫研究领域的传奇人物劳埃德·奥尔德（Lloyd J. Old）。

刚才说了，威廉·科利被称为“癌症免疫治疗之父”，而奥尔德则被誉为“现代癌症免疫治疗之父”。奥尔德出现得更晚，但对现代医学和肿瘤免疫学的贡献比谁都要大得多。

当奥尔德1958年从医学院毕业，刚刚开始做研究的时候，癌症免疫治疗这个概念才刚刚开始。他在后面的50年内，做出了一系列革命性研究成果，发表了 800 多篇研究论文，极大地推动了基础免疫学和癌症免疫学发展。他没有得过诺贝尔奖，但毫无疑问是对整个癌症免疫学的贡献最大的人之一。奥尔德 2011 年去世，为了纪念他，现在癌症免疫研究最重要的奖，就被命名为“埃德·奥尔德奖”。

下面，我们就会讲到一个和奥尔德密切相关，已经在临床用了几十年，听起来匪夷所思的肿瘤免疫疗法：用肺结核疫苗（卡介苗）来治疗膀胱癌！

用疫苗来治疗癌症

科利毒素虽然出现早，但因为疗效不稳定，后来被淘汰了。要说现代医学中持续使用时间最长的肿瘤免疫治疗方法，应该要算是诞生于 20 世纪 70 年代的“膀胱癌的卡介苗灌注”。直到今天，它依然是膀胱癌的关键治疗方法之一。

用卡介苗来治疗膀胱癌，听起来就很玄幻，因为卡介苗和膀胱没有任何关系。它本身是用来预防肺结核的疫苗，是由减毒的牛结核杆菌制成的。这么一个听起来和癌症没有任何关系的东西，怎么就成了一种治疗膀胱癌的药物了呢？

把肺结核和癌症联系起来，最早的记录可以追溯到 100 年前的一些观察。当时，美国霍普金斯医院负责解剖遗体的医生记录了人体的各种信息，后来一起做数据分析的时候，意外地发现：好像得过肺结核的人，比其他人得肿瘤的概率低了很多。

这在当时完全无法解释，所以也没有引起太多重视，大家觉得只是巧合罢了。

但随着 1921 年卡介苗开始广泛使用，越来越多的研究显示，卡介苗在体内不仅能产生特异性的针对结核杆菌的免疫反应，似乎还有意想不到的“显著副作用”，那就是减少很多疾病的发生，包括 I 型糖尿病、阿尔兹海默症、多发性硬化，还有癌症。接种了卡介苗的人，统计上看这些病都更少了。

2019 年，美国发表了一个长达 60 年的卡介苗和癌症关系的跟踪研究结果，很有意思。

从 1935 年开始，几千名美国原住民参与了一个卡介苗对照研究，一半人打疫苗，一半不打，这个研究当时主要是为了研究疫苗预防结核病的效果。结果嘛，当然对结核病是很有效，论文也在 1952 年就发表了。但让人非常佩服的是，这帮研究者居然决定对这些人进行了长期跟踪，持续收集数据。

这一下就收集了 60 年的数据！

60 年后，把数据拉出来一看，发现了惊人的结果：打过卡介苗的群体不仅结核病少了，癌症也少了！在排除了性别、吸烟率、喝酒量、结核病史等各个方面的差异后，光肺癌发病率就下降了 60%！

这项研究有个特有趣的八卦：1952 年研究的负责人叫约瑟夫·阿伦森（Joseph Aronson），是一名美军的医生，而 2019 年这篇新论文的研究者，叫娜奥米·阿伦森（Naomi Aronson），正是约瑟夫的孙女！

不得不说，这一家子真有毅力啊，活活把一个科研课题弄成了家族事业。这或许就是科学探究的精神吧。

但打过卡介苗的人，癌症更少这事儿，即使是真的，也只是说明有相关性，不能证明因果。就像发现公鸡打鸣后，太阳就升起来一样，虽然确实都发生了，但本质并不是因果关系，不是公鸡打鸣把太阳叫出来的。

真正把卡介苗用于治疗癌症，需要单独进行对照试验。这件事儿不是一蹴而就，而是起起伏伏几十年，背后有很多科学家的贡献。其中开山鼻祖之一，就是劳埃德·奥尔德。

1959 年，奥尔德团队在《自然》(*Nature*) 杂志发表突破性论文。他们在老鼠的模型中，证明了卡介苗能让动物对肿瘤产生抵抗力。在实验室里，科学家可以在老鼠身上诱导出肿瘤。给对照组老鼠诱导的时候，79 只里面有 68 只最后都因为肿瘤而死掉了，但接种了卡介苗的老鼠却非常抗癌，进行一模一样的癌症诱导，却几乎没有老鼠得病!

这项研究首次在活体动物上展现了卡介苗的抗肿瘤效果!

很有趣的是，即使在打过卡介苗后 2 个多月再开始诱导肿瘤生长，老鼠依然不得肿瘤。这说明卡介苗激活的抗肿瘤效果具有免疫记忆，就像疫苗预防感染一样。

这项研究打开了一种全新的抗癌思路。很快，医生就开始在各种癌症病人身上探索卡介苗的效果，包括晚期肺癌、肠癌、肾癌等。但很遗憾的是，这些早期的尝试基本都失败了。但在不断探索下，最终在一种癌症类型上成功了！那就是膀胱癌。准确地说，是非肌层浸润性膀胱癌。

膀胱癌分为两种，一种是非肌层浸润性，一种是肌层浸润性。其中，非肌层浸润性是更早期，也是更常见的亚型，占了膀胱癌的 75%。顾名思义，这种肿瘤还没有侵犯肌肉层，比较偏早期，所以很多患者可以通过手术切除来治愈，但也有一部分患者属于风险更高，手术后容易复发。

鉴于卡介苗能激活体内免疫系统，20 世纪 70 年代，加拿大的泌尿科医生阿尔瓦罗 · 莫拉莱斯（Alvaro Morales）提出一个想法：用卡介苗灌注膀胱，来治疗非肌层浸润性膀胱癌，降低膀胱癌复发风险。

但他的想法并不受欢迎，并被泼了很多冷水。比如当他向加拿大国家研究所申请经费的时候，直接被拒绝，回复是："用卡介苗治疗肿瘤不仅无效，而且危险，用这种几十年前的东西来治疗癌症，简直就像把研究倒退到石器时代。"

就像前面说到的一样，主流权威专家又展现了傲慢的态度。而且事实上，他们再一次错了。

幸运的是，莫拉莱斯医生从其他地方获得了支持，坚定地推动着自己的研究。1976 年，他发表了肿瘤免疫治疗领域里程碑式的文章：卡介苗灌注治疗 9 名复发的膀胱癌患者后，初步显示是有效的。

随后 10 年的几个重要随机对照试验，更加确定地证明了卡介苗灌注对于预防和治疗复发性膀胱癌的价值，于是 1990 年开始，美国 FDA 正式批准卡介苗用于这类膀胱癌的治疗。直到今天，这种防止膀胱癌复发的关键方法，依然在全球广泛使用，包括中国。

那卡介苗到底是怎么抗癌的呢？

简单地说，卡介苗灌注后，在膀胱局部激活了免疫反应，从而产生了抗肿瘤的效果。

虽然原理还有没百分之百地搞清楚，但我们知道卡介苗进入膀胱后，里面含有的结核杆菌会被各种细胞，包括膀胱上皮细胞、膀胱肿瘤细胞和免疫细胞吞进去。一旦进入细胞，就会激发免疫反应，释放出很多细胞因子，吸引全身各处更多的免疫细胞过来作战。而这些免疫细胞不仅会产生针对结核菌的免疫反应，还同时会激发抗膀胱癌的效果，降低复发率。

卡介苗的加入，减少了患者复发，也就显著提高了临床治愈率。我身边就有好几位早期膀胱癌患者从卡介苗灌注中获益，有的已经无瘤生存超过 5 年。

大家肯定有一个问题：为什么卡介苗单单对膀胱癌有效，而以前尝试的其他癌症效果都不好呢？

这件事儿也没有完全搞清楚，不过可以做一些解释。现在认为，卡介苗要在抗癌中起效，必须要满足一些条件，其中之一就是“肿瘤细胞不能太多”。

癌细胞和免疫细胞之间的斗争，确实很像军队打仗，实力对比很重要。卡介苗激活的免疫反应有限，清除少量残留的癌细胞够了，但面对很大的肿瘤，癌细胞很多，激活的免疫细胞不足，就力不从心了，肯定效果是不好的。

以前卡介苗用对肺癌和肠癌等之所以失败，重要原因之一就是直接用在了晚期癌症患者身上。这些患者肿瘤已经全身转移，卡介苗产生的免疫反应自然就杯水车薪了，即使有部分激活的免疫细胞，那也是远远不够。而非肌层浸润性膀胱癌手术后，剩下的癌细胞即使有也不多了，效果就更好了。

除了肿瘤细胞的数量，肿瘤生长部位也很重要。免疫治疗要起效，对肿瘤细胞所处的微环境也有要求，最好是属于“热肿瘤”。

和大家想象的不同，肿瘤里面不仅有癌细胞，还有别的细胞，比如血管细胞，神经细胞，免疫细胞等。根据肿瘤里面的免疫细胞状态，我们把它们分为“热肿瘤”和“冷肿瘤”。

所谓“热肿瘤”，就是肿瘤里免疫反应相对活跃的肿瘤。在这类肿瘤中，免疫细胞数量本来就不低，只是被肿瘤暂时抑制住了，遇到激活免疫细胞的药物后，就可能重新被“点燃”，产生抗癌效果。就像战场上本来就有不少士兵，只不过比较疲惫，如果我们用各种方法去鼓励他们，就能重新焕发活力，逆转战场局面。

膀胱癌中很多都属于“热肿瘤”，所以不管是卡介苗，还是现在常用的 PD-1 抑制剂等免疫疗法，在这种癌症中治疗效果都不错。

反之，还有一些肿瘤属于“冷肿瘤”，比如肠癌、前列腺癌、胰腺癌等。这类肿瘤内部本身就很少有免疫细胞，属于免疫荒漠。癌细胞用各种手段把自己包裹了起来，营造了一个排斥免疫细胞的环境，免疫细胞想进都进不去。对于这种肿瘤，卡介苗就很难起效，就像战场上压根就没有士兵，再怎么去喊动员口号也不行。

卡介苗在膀胱癌的成功应用，给了我们一个关于治愈肿瘤的重要模板。我认为，不管面对什么癌症，临床治愈的通用配方，最关键就是两步：

第一步，铲除癌细胞主力；第二步，清除残留癌细胞。

这跟打仗是一样的，想要彻底获胜，首先要干掉敌人主力部队，然后再清除残余势力。

手术、放疗、化疗药、靶向药、免疫药，都可以用来干掉癌细胞主力，但会不会复发，就主要看清除残余势力怎么样了。免疫疗法是干这件事儿的最佳选择，因为被激活的免疫细胞，不仅杀伤力强，还能在循环系统中到处游走搜索，甚至还具备对癌细胞的记忆力，不管癌细胞潜伏多深，都有可能被挖出来。

接下去大家会看到更多的免疫疗法，名字不同，科学技术不同，但临床效果好的，本质上也都是做到了铲除癌细胞主力＋清除残留癌细胞这两步。

趁癌细胞还没形成规模就打掉，患者就会有更多治愈的希望。

免疫检查点抑制剂

从科利毒素开始算，肿瘤免疫疗法已经出现了100多年，卡介苗治疗膀胱癌也延续了几十年，但对于现在的癌症患者和家属来说，绝大多数需要肿瘤免疫治疗的患者是最近20年才出现的。

接下来，我就给大家介绍对患者很重要的八大类免疫疗法，它们分别是免疫检查点抑制剂，CAR-T细胞疗法，TIL细胞疗法，单克隆抗体，双特异性抗体药物，肿瘤疫苗，溶瘤病毒和免疫调节剂。它们大多数已经获批上市，有的临床研究取得了成功，应该很快就会上市。

每一种免疫疗法针对的肿瘤类型不同。在它们出现之前，有些癌症类型确实是绝症，但过去20年，免疫疗法给很多人带来了新生。

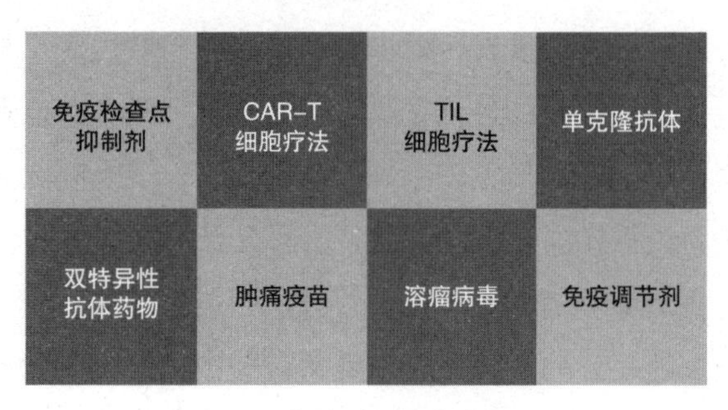

八大类免疫疗法

谈到肿瘤免疫疗法，首先要介绍的必须是“免疫检查点抑制剂”。大家最熟悉的 PD-1 抑制剂、PD-L1 抑制剂、CTLA-4 抑制剂就属于这一类。这是目前应用最广泛，也是改变患者命运的重要肿瘤免疫治疗药物。

2018 年诺贝尔生理学或医学奖颁给美国的艾利森和日本的本庶佑，就是为了表彰他们对免疫检查点的研究，以及对后续“免疫检查点抑制剂”开发做出的贡献。最近几年，诺贝尔生理学或医学奖特别喜欢颁给对人类社会 / 疾病产生了直接贡献的科研。除了 2018 年颁给了肿瘤免疫治疗，2020 年的奖颁给了丙肝病毒的发现，也是因为后续开发出了根治丙肝病毒的药物。2023 年更是直接颁给了带来新冠 mRNA 疫苗的两位科学家。

现在我们再来聊一下“免疫检查点”，它到底是个啥玩意儿？而“免疫检查点抑制剂”为什么能治疗癌症呢？

“免疫检查点”是英文 immune checkpoint 的翻译，挺拗口的。对大众来说，可以简单地理解成一个免疫反应的关卡，就像公路检查站一样，告诉免疫系统应该向前攻击目标还是应该后退下班休息。“免疫检查点”是人体控制免疫反应的重要方式，同时有很多被激活和抑制的信号在这里较量和角力。

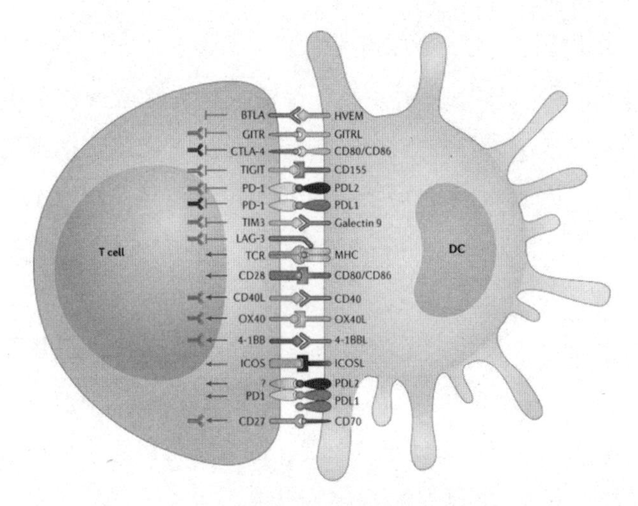

免疫细胞检查点

就像上图中展示的一样，OX40、4-1BB 等是“激活性免疫检查点”信号，而 PD-1、CTLA-4、LAG-3 等则是“抑制性免疫检查点”信号。如果最终激活信号占了上风，免疫反应就被打开，活跃地攻击病原体或者细胞。但是如果抑制信号占了上风，免疫反应就不会被激发，维持静止状态。

如果把免疫系统功能比作开车，那么激活的免疫检查点信号就像油门，抑制的免疫检查点信号就像刹车。

我们经常说凡事要平衡，不要极端，这点用在生物学上特别有道理。

生物体的所有系统，包括免疫系统，都是通过各种复杂的正反馈和负反馈形成的精妙平衡。正是这些反馈系统，保证了免疫系统处在平衡的状态。如果免疫系统太弱，自然容易生病，但如果免疫系统太活跃，又会攻击自身细胞，也会产生灾难性后果，比如导致自身免疫性疾病。要想安全开车，除了有油门，还得有刹车。缺了任何一个，后果都是悲剧。

大家猜猜癌细胞会干什么？没错，为了躲避免疫系统的攻击，癌细胞尝试了各种方法来“踩刹车”。它们喜欢把抑制性免疫检查点，比如 PD-1/PD-L1 的活性调得特别高，相当于把刹车踩得死死的，告诉免疫系统：“这里没事，都是好人，大家回去睡觉吧！”

前面讲过，调控“免疫检查点”并不是癌细胞新开发的功能，只是它窃取并放大了人体的一个正常机制罢了。“免疫检查点”对正常身体的功能本来就至关重要，因为它可以阻止免疫细胞错误地攻击不该攻击的人体自身细胞组织。

如果你和我一样，20 多年前读过网络爱情小说的鼻祖：《第一次亲密接触》，就应该对女孩轻舞飞扬，以及她得的红斑狼疮有深刻印象。红斑狼疮属于“自身免疫疾病”，主要出现在 15~40 岁的年轻女性中，是一类目前还无法治愈的疾病。它们发生的根本原因就是患者的免疫细胞抽疯，攻击了自身正常细胞。很多红斑狼疮的出现和“免疫检查点”失调有关。当科学家通过基因工程技术把抑制性“免疫检查点”基因从小鼠身上去除后，免疫系统就会过度活跃，而小鼠就会得类似红斑狼疮一样的自身免疫疾病。

知道了癌细胞喜欢利用免疫检查点来实现免疫逃逸后，科学家就开始研究“免疫检查点抑制剂”。准确地说，应该叫“抑制性免疫检查点”的抑制剂。用药物来抑制免疫系统的抑制信号，从而实现负负得正，松开刹车，让免疫细胞重新发挥功能，攻击癌细胞。

免疫检查点抑制剂不止一个，其中大家现在最熟悉的就是 PD-1 抑制剂和 PD-L1 抑制剂。

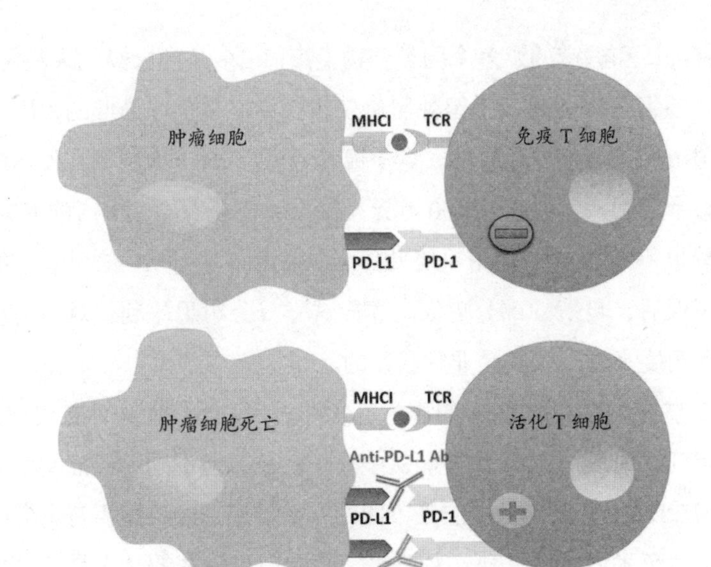

PD-1 抑制剂和 PD-L1 抑制剂起效原理

PD-1 和 PD-L1 是一对蛋白。PD-1 在免疫 T 细胞上，而 PD-L1 在肿瘤细胞和另外一些细胞上。当免疫 T 细胞识别了肿瘤细胞后，本来是要开启杀伤的，但有的肿瘤细胞会高表达 PD-L1，就像伸出了一双友谊的小手，拉住免疫细胞上的 PD-1，从而对它传递抑制信号，仿佛告诉免疫细胞："我是好人啊，别杀我！"

这纯属忽悠。PD-1 抑制剂或者 PD-L1 抑制剂，就是用来打破肿瘤细胞这只忽悠的小手，让免疫细胞正常进行攻击。

PD-1 抑制剂和 PD-L1 抑制剂改变了整个肿瘤治疗的蓝图。自从 2014 年 PD-1 抑制剂首次在美国上市以来，它们已经在 20 多个癌症类型中获批，帮助了数以百万的患者。中国是这类药物上市品种最多的国家，2018 年，进口的 PD-1 抑制剂 O 药（纳武利尤单抗）和 K 药（帕博利珠单抗）在中国率先上市，到今天已经有进口和国产的十多个同类药物上市，很多品种已经纳入医保。

值得一提的是，中国肿瘤免疫药物价格是全球最低的，因为中国市场是全世界最卷的，竞争极其激烈。PD-1 抑制剂在发达国家患者使用一年要超过 100 万元人民币，但在中国，国产的 PD-1 质量也不差，一年费用只要几万元人民币，差了 10 倍以上，纳入医保后，自费的部分更低。卷成这样，公司想盈利很难，但从患者角度来看，确实是非常获益的。

整体来看，约 40% 的癌症患者都适用 PD-1 抑制剂或 PD-L1 抑制剂，而最终 20% 患者能从中真正获益。但不同的癌症类型对 PD-1/PD-L1 抑制剂的响应是不同的，像肺癌、经典型霍奇金淋巴瘤、黑色素瘤、膀胱癌、肾癌等，是响应率较高的，也是免疫药物应用最多的。反过来，胰腺癌、肠癌、前列腺癌、脑瘤等，免疫检查点抑制剂的整体效果就不太行。

虽然现在说到免疫检查点抑制剂，大家第一时间想到的就是 PD-1 抑制剂，但其实最早上市的并不是它们，而是 CTLA-4 抑制剂。CTLA-4 是另一个免疫检查点，针对它的第一代药物，伊匹木单抗 2011 年就在美国上市了。为什么名气不如后来的 PD-1 抑制剂呢？主要是因为伊匹木单抗单独使用的时候效率不高，而且不良反应很大，很多患者承受不了，看起来不像一种革命新药，而更像一个化疗药，所以并没有掀起什么波澜，大家也没有觉得它是抗癌药物的一种革命。

但确实有人从 CTLA-4 抑制剂中获益了。

2002 年初，美国 40 岁的约瑟夫被诊断为晚期黑色素瘤，一年多后，所有治疗宣告失败，癌症也已经转移到全身，生命岌岌可危。主治医生告诉了他实情，劝他回家做好最坏打算。所以在

2003 年圣诞节，约瑟夫给自己买的圣诞礼物是一块墓地。但 20 多年后的今天他不仅还活着，而且顺利获得了心理学博士，专门研究重症患者心理。从买墓地角度，他亏了，从生命角度，他赚大了。

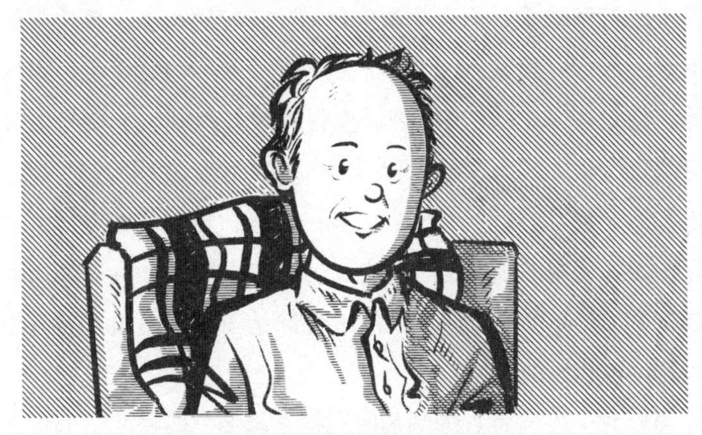

因为免疫药物起死回生的约瑟夫

他为什么还活着？就是因为他在过完圣诞节后，他的医生告诉他有个 CTLA-4 抑制剂的临床研究，效果完全未知，问他有没有兴趣参与。他觉得死马当活马医，试试就试试，结果这成了他这辈子最重要的一个决定。

约瑟夫成为全世界第一批尝试新型免疫检查点抑制剂的人。虽然 CTLA-4 抑制剂有效率不高，对黑色素瘤只有 20% 左右，但一旦起效，就能提供长期控制。约瑟夫当年癌细胞已经到处都是了，免疫治疗起效后，居然把癌细胞全部清除，而且关键是 20 多年都没有复发！这是以往任何疗法从没有见过的。过去面对晚期癌症，无论是化疗药还是靶向药，虽然短期缩小肿瘤的概率很高，但往往几个月就会出现耐药，长期控制几乎不可能。

如果说大家对 CTLA-4 抑制剂代表的免疫检查点抑制剂效果

还有所保留的话，等到 PD-1/PD-L1 抑制剂的横空出世，所有的质疑就消失了。

PD-1/PD-L1 抑制剂不仅有广谱的效果，在多种癌症中展现了惊人的持续效果，而且整体副作用比化疗小很多，就连身体欠佳的老人都可以尝试。90 多岁的美国前总统卡特得了黑色素瘤脑转移，结果用了 PD-1 抑制剂肿瘤得到很好控制。卡特先生分享了自己的故事，一下子在美国大众中引爆了肿瘤免疫治疗这个概念。

和所有癌症新药一样，一开始的时候，免疫检查点抑制剂也是先在无药可用的晚期患者中尝试。癌症通常分为 1~4 期，最开始尝试 PD-1 或 PD-L1 抑制剂的患者都是 4 期，比如本书开头我说的那位得肺癌的大哥。

随着对免疫检查点抑制剂研究越来越多，药物的临床使用范围也越来越广。现在，免疫检查点抑制剂不仅覆盖了更多的肿瘤类型，也覆盖了更广的分期。不只是 4 期患者，现在很多 1~3 期患者也开始从中获益了。

和晚期患者不同，早中期的肿瘤患者很多有手术机会，但问题是，术后很多人依然面临复发的风险。有的亚型复发率高达 30%~50%！

肿瘤之所以会复发，本质就是因为手术后其实还有残留癌细胞，只不过肉眼看不见，也很难查出来。要知道，CT 或者 X 线这种影像学检查，也是有分辨率局限的，即使成千上万个癌细胞，拍片子也是看不见的。影像上看到的 1 厘米大的肿瘤，里面其实已经有 10 亿个细胞了。

这搞得大家手术后每天都心惊胆战，总在犯嘀咕：到底怎么样才能阻止复发？

很多人花钱买各种保健品，燕窝、人参、鹿茸、冬虫夏草，什么贵买什么，因为这些保健品的卖点就是提高免疫力。但其实吧，并没有任何证据显示这些东西真能预防复发，无非是买个心安罢了。

不过呢，大家的思路其实是对的。对抗癌细胞，清除残留癌细胞，确实是免疫系统擅长干的事情，只不过靠这些保健品是不行的，因为它们能产生的影响实在太有限。

真正能发挥作用的，还得是免疫检查点抑制剂。

黑色素瘤是一种很容易复发的皮肤癌，西方人群中发病率非常高，因为他们喜欢晒太阳。在针对 3 期黑色素瘤的研究中，手术后用 PD-1 抑制剂帕博利珠单抗，让 3 年都不复发患者的比例，从 41% 一下子提高到了 60%。

肺癌也是一样。可切除的 2~3 期肺癌患者，手术后使用 PD-1 药物巩固的话，3 年后随访无复发生存率显著增高。

不止是黑色素瘤和肺癌，在多种癌症类型中的研究都证实，手术后使用 PD-1/PD-L1 抑制剂来激活免疫系统，能有效清除残留的癌细胞，有效降低复发率，提高患者生存期。这种手术后再用免疫治疗的方法，叫作“辅助免疫治疗”。

大家还记得我前面讲过的癌症治愈公式吧：手术铲除癌细胞主力，免疫清除残留癌细胞，1+1>2!

这个用法就非常典型。

还有的时候，PD-1/PD-L1 抑制剂还能用在手术之前。手术后用免疫治疗叫“辅助免疫治疗”，而手术前用则叫“新辅助免疫治疗”。

为什么手术前要先用免疫治疗呢？显然不是清除残留癌细

胞，因为还没有干掉主力呢。新辅助免疫治疗有两大功能：一是减少手术创伤，二是提高治愈率。

在手术前使用免疫药物，一部分患者的肿瘤会显著缩小，甚至消失。缩小的肿瘤让手术变得更简单，创伤更小。如果患者足够幸运，免疫治疗效果特别好，甚至会发现手术切下来的样本里根本就没有活的癌细胞，而只剩下癌细胞被激活免疫系统攻击后留下的尸体。这种情况下，治愈的概率极大。

在这种情况下，是先用免疫治疗铲除了癌细胞主力，然后用手术清除了残留的癌细胞，换了个顺序，还是1+1>2。

我们还可以把“新辅助免疫治疗”和“辅助免疫治疗”结合起来，形成“免疫—手术—免疫”的三明治疗法，这叫作“围手术期免疫治疗”。尤其是在早中期的非小细胞肺癌中，围手术期免疫治疗展现了很好的数据，已经越来越流行，逐渐成为标准疗法，显著提高了生存率。

无论是铲除了癌细胞主力，还是清除残留癌细胞，PD-1/PD-L1 抑制剂都能发挥重要作用。

但整体来看，目前能从 PD-1/PD-L1 抑制剂获益的患者还是少数，所以下一步科研的重点就是要搞清楚为什么多数患者用了效果不好，以及有没有别的免疫疗法适合他们？

其中一个思路就是开发别的免疫检查点抑制剂。前面提到过，人体的免疫检查点有很多个，除了 PD-1/PD-L1 和 CTLA-4，还有 LAG3、TIM3、TIGIT、B7H4、VISTA，等等。它们在不同的情况下，都能起到调节免疫系统功能的效果。在过去的十年，科学家针对这些免疫检查点都开发了药物，希望重复 PD-1/PD-L1 抑制剂的成功故事，但目前效果差强人意，具体原因并不是很清楚，还需要进一步研究。

按理说，所有肿瘤都要发生免疫逃逸，所以 PD-1/PD-L1 抑制剂无效的肿瘤，到底是怎么实现免疫逃逸的？能不能用药物来逆转？将是未来几十年肿瘤领域的研究焦点。

最后还是要强调一下安全性的问题。免疫药物固然是好，但使用时也要谨慎。是药三分毒，免疫药物也是有不良反应的。虽然 PD-1/PD-L1 抑制剂的不良反应整体比传统化疗要轻得多，多数都是可控可逆，但也有极少数严重不良反应可能致命，包括免疫过度激活导致的重症肺炎、心肌炎、肝损伤等。

所以，大家如果想用免疫疗法，千万别自己乱用，必须先咨询医生。如果医生觉得可以用，那在免疫药物最开始几个周期，需要密切关注一下各个器官的功能。任何东西都是双刃剑，大家可别低估被激活免疫细胞的能力。

免疫细胞疗法

2021 年底，中国各大媒体上爆出一个新闻：新一代“抗癌针”中国获批，120 万元人民币一次！

一时间，很多人都跑来问我：这个 120 万元人民币一次的“抗癌针”到底是什么？是不是愿意花钱就能治好癌症了？

其实，早在 10 多年前我就科普过这个疗法，我的第一本科普书《癌症真相》里面也有。它的真名叫 CAR-T 细胞疗法，也是一种免疫治疗。CAR-T 是英文 Chimeric Antigen Receptor T-Cell 的缩写，中文全名更拗口，叫嵌合抗原受体 T 细胞。

不过这名字也不重要，大家记得是一种免疫细胞疗法就好了。

肿瘤的免疫治疗可以分为两大类，一类是药物疗法，比如刚才介绍的免疫检查点抑制剂，它的目标是激活患者自身的免疫细胞；而另一类是细胞疗法，是把活的免疫细胞输入患者体内，从而实现抗癌的效果。有人也把细胞疗法看作一种活的药物。

输入免疫细胞来治疗肿瘤的想法已经出现好几十年了，到现在迭代了好几版。

最开始的时候，大家的办法比较原始，就是简单把免疫细胞抽出来，在体外扩增一下再打回去。大家想既然免疫细胞能杀伤肿瘤，多打点进去总是好的。

美国人很早就开始尝试，早在 20 世纪 80 年代就开始做临床试验了。那时候 FDA 已经成立，他们监管很严格，不允许随便给人尝试新方法了。

最开始第一代免疫细胞疗法叫 LAK 疗法，LAK 中文全称是“淋巴因子激活的杀伤细胞”。它从患者外周血中提取细胞，然后在体外用“人白细胞介素 -2”（IL-2）来诱导产生“杀伤性免疫细胞”，最后把这些免疫细胞输回患者体内。但临床试验失败，LAK 被淘汰。

后来又出现了 CIK，以及升级的 DC-CIK 疗法，它其实和 LAK 挺像，只不过体外激活细胞的时候除了用“人白细胞介素 -2”，还加上了一些别的因子。和 LAK 相比，理论上 CIK 得到的“杀伤性免疫细胞”会更强一点。但到目前为止，还没有大规模研究证明 CIK 或 DC-CIK 能真正降低复发率，或者延长癌症患者的生存期，所以国外也没有上市。

在发达国家，这些早期的免疫细胞疗法都被淘汰了，但中国市场上推销的人还不少。疗法的名字也入乡随俗，LAK、CIK、DC-CIK这些英文名字不好记，有人就给了它们更酷炫的名字，比如“生物免疫疗法”和“干细胞免疫疗法”。中国由于对细胞疗法的监管体系不同，因此留下了空间，让没有被临床研究证明的细胞疗法也能向患者推广，造成了很多乱象。

平心而论，这些东西并不算是伪科学，当年科学家也是抱着很大期待的，只不过在科学的世界里，唯有客观数据说话。不管有多少人看好，只要临床试验数据掉链子，也只能放弃。

为什么这些早期的免疫细胞疗法无效呢？至少三个主要的原因：一是靶向性不够，二是活得不够久，三是肿瘤细胞的免疫抑制。

LAK也好，CIK也好，本质都是向患者输入大量的免疫细胞，希望它们能够杀死癌细胞。但是这有一个很大的问题：输入的免疫细胞很可能从来就不认识癌细胞！

免疫细胞，尤其是对抗癌很重要的T细胞是有特异性的，每个细胞的靶点不同。它们有的杀细菌、有的杀病毒、有的杀癌细胞。对人体来说，细菌病毒比癌细胞常见得多，所以从血液里提取的免疫细胞，99.99%以上都不是杀癌细胞的。因此，虽然给患者输入了大量的免疫细胞，但其中真正能对肿瘤细胞起作用的微乎其微。这就像上战场打仗，派了一大批战士，结果99%的战士不知道怎么用枪，还都晕血，那肯定没用！

靶向性不够，是早期肿瘤免疫疗法效果差的关键原因，但还不是唯一的问题。输入体内的免疫细胞，想要杀死癌细胞，还会遇到两个瓶颈。

首先是免疫细胞能活多久。现在市面上还有很多机构宣传打NK细胞能够防癌的，但NK免疫细胞进入肿瘤患者体内后，一般最多存活几天。研究也发现，虽然NK细胞打进体内后，有时候开始似乎对控制肿瘤有点作用，但很快肿瘤该复发还是复发了。再抽血一检查，发现打进去的NK细胞已经没了。

除了免疫细胞自己的存活问题，还有一个大瓶颈，就是对肿瘤微环境的免疫抑制。癌细胞能在体内生长，就是因为它进化出了一套避开免疫系统攻击的办法，包括改造自己生活的微环境，让它对免疫细胞不友好。肿瘤细胞周围往往都具备很强的免疫排斥信号，让免疫细胞进不来，或者进来了也发挥不了功能。就像黑社会把自己老窝周边都改造了，到处都是眼线和打手，警察进不来，来了也干不了什么。

靶向性不对，活得不长，环境不友好，这三个原因综合在一起，导致输入的CIK、DC-CIK或者NK免疫细胞，抗癌效果都不好。直到现在，也没有大型对照试验取得成功。

那咋办呢？

那就针对这三个挑战，人工改造免疫细胞！

针对刚才说的问题，有两个主要思路，一是提高它对肿瘤细胞的识别率，二是提高它对免疫抑制微环境的抵抗能力。

前面提到的120万元人民币一次的CAR-T细胞疗法，就是用的这种思路。它的本质，就是用基因改造的方法来人为改变免疫细胞的特性，把它们变成专门攻击肿瘤细胞的特种部队。这些免疫细胞本来天生是消灭病毒或细菌的，但经过CAR-T改造后，换了个专业，成了能识别并攻击肿瘤细胞的免疫细胞。

CAR-T细胞疗法到底是怎么做的呢？简单来说分为五步：

第一步：收集。首先是获得足够多的免疫 T 细胞，最常见是从患者血液中获取，但最近也有从普通人身上获取，甚至从捐赠的脐带血，或者干细胞分化而来。

第二步：改造。利用基因工程技术加入一个嵌合抗体（CAR-T 的名字就是这么来的），它让免疫细胞能特异性识别并且杀死肿瘤细胞。完成这一步后，T 细胞立马华丽变身为高大上的 CAR-T 细胞。它不再是一个普通的 T 细胞，而成了一个带着 GPS 导航，随时准备主动寻找癌细胞，并发动袭击的杀手 T 细胞！

第三步：培养。利用体外培养系统，大量扩增 CAR-T 细胞，通常一名病人总共需要几十亿个到几百亿个 CAR-T 细胞（体型越大，需要的细胞越多）。

第四步：回输。把扩增好的 CAR-T 免疫细胞输回病人体内。

第五步：监测。除了关心疗效，还特别要严密监护病人的不良反应，尤其是前几天身体可能出现的剧烈免疫反应。

当然这是非常简单化的说法，事实上这里面技术门槛非常高，并不是任何人都能做的。和所有成功的抗癌疗法一样，CAR-T 技术不是从石头缝里面蹦出来的，背后是几十年的科研积累。

最早临床尝试 CAR-T 治疗的是无药可用的白血病复发患者，有成人，也有儿童。他们都已经历了各种治疗方法，包括化疗，靶向治疗，其中很多甚至进行了骨髓移植，但不幸的是都失败了。通常情况下，他们的生存时间最多几个月。死马当活马医，他们成了第一个吃 CAR-T 这个螃蟹的人。

结果这批吃螃蟹的人震惊了世界：绝大多数患者的癌细胞治疗后完全消失，很多人疗效都持续了很久，甚至实现了治愈。

被 CAR-T 治愈的患者中，最有名的是一个叫 Emily 的小女孩儿，她 2012 年白血病复发后无药可用，家长无奈之下让她参与了 CAR-T 临床试验，成为全世界第一个尝试的儿童。结果这一针就把她治愈了！

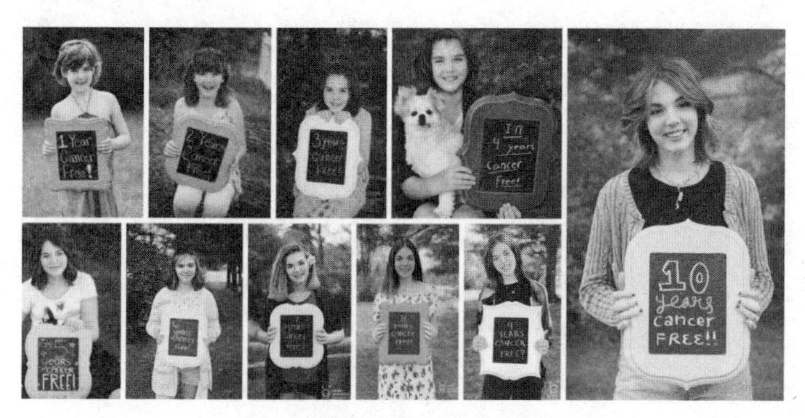

Emily 康复 10 年

Emily 自从接受 CAR-T 治疗后，每年都会拍一张康复写真，给大家展示科研的力量，也给治疗中的孩子们加油打气。到 2024 年 5 月，她刚庆祝了自己无癌生存 12 年！

当年复发的时候，她才 5 岁多，现在的她，已经是宾夕法尼亚大学的一名大学生了。特别有意思的是，当年她就是在宾夕法尼亚大学里面的儿童医院被 CAR-T 治愈的，兜兜转转她回到了帮她重获新生的大学，非常有戏剧性。

经常有人看到 CAR-T 这么好的效果，就会来问我，自己能不能用。现在上市的 CAR-T 有好几款了。它们的靶点不同，但共同特点却都是针对的血液系统肿瘤，也就是白血病、淋巴瘤和多发性骨髓瘤，它们只占到癌症总数的 5%。直到现在，CAR-T 对各种实体瘤，比如最常见的肺癌、乳腺癌、肠癌，依然效果不佳。

是药三分毒，CAR-T也是有不良反应的，而且还不小。CAR-T最常见、也是最危险的不良反应叫作“细胞因子风暴”，或者叫作细胞因子释放综合征。它产生的原因是T细胞在杀死癌细胞的同时，会释放很多细胞因子，这些因子又会激活更多免疫细胞，链式反应，免疫反应就越来越强。这本来是免疫反应中重要的正反馈机制，是为了保证对病原体的快速清除。我们身体出现的急性炎症，其实就是局部的强免疫反应，只不过CAR-T的细胞因子风暴比这种炎症强N倍，也危险得多，因为一般炎症都是局限在某个地方，而CAR-T细胞杀癌细胞则是在全身各处，而且太快太有效了，于是瞬间在全身释放超大量的细胞因子，特别像同时引爆了很多的核弹，威力惊人。

在CAR-T试验初期，医生不知道会有这么严重的不良反应，准备不足，也不知道怎么处理最好，导致有患者甚至因为这个不良反应去世了。前面提到的Emily也遭遇了严重的细胞因子风暴，当时用完CAR-T后直接高烧到40多摄氏度好几天，差点就没命了。还好，在各种机缘巧合下，她熬了过来，创造了生命奇迹，也顺便挽救了CAR-T。要不然，如果第一例尝试的儿童就因为不良反应去世了，估计CAR-T上市都得延迟好久。现在随着CAR-T的广泛应用，临床经验已经丰富了很多，对细胞因子风暴等不良反应也提前准备了特效药物，风险也都变得可控了。科学总是这样，不断探索，曲折前进。

CAR-T成功后，科学家还在尝试用类似方法改造别的免疫细胞。如果改造自然杀伤细胞（NK），就叫作CAR-NK，或者改造巨噬细胞（Macrophage），就叫作CAR-M等。不同免疫细胞在生物学特性上有差异，大家期待新的细胞疗法能突破CAR-T疗法的一些瓶颈。

说到新型细胞疗法，绕不过去的一个话题就是价格。CAR-T在中国上市的时候，定价确实高达120万元人民币。这吸引了眼球，也引起了很多争议，很多人说药企也太不厚道了，把抗癌药弄得这么贵，一般人根本用不起，实在不公平。

大家的心情可以理解，但这事儿还真不能简单说是企业无耻。说出来大家可能不信，虽然定价120万元人民币，但其实企业现在并不怎么赚钱。美国支付能力更强，CAR-T的价格要高好几倍，达到人民币300多万元。

它之所以这么贵，最主要原因是成本太高了。

首先是研发成本，任何抗癌新药研发都要数亿元，最贵的就是临床试验，这些都需要产品上市后赚回来，而目前CAR-T适用的血液肿瘤患者数量不算多，所以每个人收费就会更高。其次，CAR-T疗法本身的生产成本就出奇的高，因为它用的是活细胞，采集、运输、储藏、操作整个流程都很麻烦，质量控制要求很高，而且有失败风险，弄不好还得重新来。更重要的是，目前上市的CAR-T是个性化的，它需要从患者自己身上获得T细胞，基因改造后再输回同一个人。这也就意味着每个患者用的CAR-T都是完全为自己定制的，不像其他药物能一次生产一大批，给很多患者同样使用。

从CAR-T出现的那一天，其实大家都意识到了，只要CAR-T还是个人定制的，就很难显著降低成本，所以很多人在推动的研究方向就是“通用性CAR-T”，也就是不从患者身上，而是从健康捐赠者那里提取免疫T细胞，这样可以一次产出一大批，给更多人用，成本和价格按理说都应该能下降。好消息是，通用性CAR-T疗法并且在临床取得了初步成功，并且有了长期有效的案例，值得期待。

现在销售CAR-T的企业也在努力从各个角度来减少对患者的经济压力，毕竟，如果大家用不起药，对企业没有任何好处。除了逐渐降低定价之外，还有和商业保险或者惠民保合作，实现社会风险共担。

刚才说了，CAR-T虽然效果很不错，但并不是万能的。最大的问题之一就是适应证太窄，对实体瘤基本没有效果。怎么办呢？

一方面，科学家在尝试进一步改造CAR-T，希望让它变得更强，能突破实体瘤；另一方面，大家也在探索别的免疫细胞疗法。最近，就有另外两种免疫疗法，分别叫TCR-T和TIL，都已获批上市并用于某种实体瘤的治疗，这也给大家带来了新的思路和希望。

我们先说TCR-T。

TCR是“T细胞受体”的缩写，所以TCR-T的中文叫“T细胞受体T细胞疗法”。这个技术的原理其实和CAR-T非常接近，就连名字都很像。

和CAR-T一样，TCR-T也是通过基因改造T细胞，让它们识别癌细胞表面特定的抗原，从而实现精准的攻击。TCR-T细胞疗法也是分为一模一样的五步，包括收集、改造、培养、回输和监测。

TCR-T和CAR-T主要的区别就在于它们识别肿瘤细胞表面抗原的方式。TCR-T疗法是通过给T细胞加上特殊的T细胞受体（TCR）来识别癌细胞，而CAR-T是通过加上嵌合抗体来识别肿瘤细胞。

这里面很多细节大家不用纠结，反正记住这两个原理很类似，但用了不同方法来识别肿瘤细胞就够了。

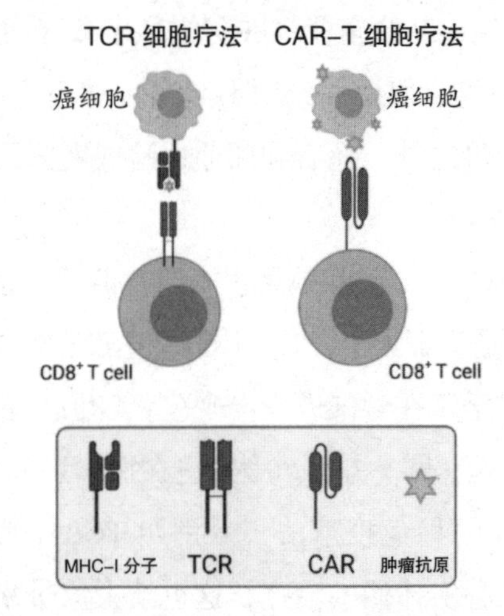

TCR 细胞疗法和 CAR-T 细胞疗法的对比

和 CAR-T 一样，TCR-T 对血液瘤也有效果，比如 2015 年，针对 NY-ESO-1 这个抗原的 TCR-T 对 20 位耐药多发性骨髓瘤患者的研究就达到了 80% 的有效率。

但更让人欣喜的是，虽然 CAR-T 对实体瘤的疗效迟迟不能突破，但 TCR-T 先取得了成功。

早在 2006 年，这个领域的领军人物，美国的史蒂夫·罗森伯格教授团队首次给耐药的黑色素瘤患者使用 TCR-T 细胞治疗，结果 2 名患者的病情成功缓解。

受此鼓励，在随后的 10 多年，越来越多人进入了 TCR-T 研究的领域，不同的 TCR-T 开始在各种肿瘤类型中进行测试。

就在 2024 年，第一个 TCR-T 细胞疗法 afami-cel 上市，针对的适应证就是滑膜肉瘤，这是一种主要发生在青少年中的罕见实体瘤。

非常巧合的是，当年“魏则西事件”的主角大学生魏则西得的正是滑膜肉瘤。

afami-cel 是个药名，读不出来也无所谓。对于 TCR-T，最关键是它针对的靶点，也就是肿瘤上的抗原。afami-cel 的靶点是 MAGE-A4 抗原，这个抗原在多种实体瘤中都高表达。在 1 期临床试验中，38 名晚期耐药实体瘤患者，包括头颈癌、卵巢癌和滑膜肉瘤尝试了 afami-cel，结果发现滑膜肉瘤的效果最显著，16 名患者中，有 7 名肿瘤都显著缩小，有效率达到了 44%。

后续更大规模针对滑膜肉瘤的试验重复了这个积极结果，所以才能顺利作为第一个 TCR-T 疗法上市。

除了 afami-cel，还有别的 TCR-T 疗法成功的案例，比如前面提到的针对 NY-ESO-1 抗原的 TCR-T，不仅对多发性骨髓瘤有效，也在早期研究中让 50% 的滑膜肉瘤患者肿瘤显著缩小。由于不太清楚的原因，滑膜肉瘤虽然是挺恶性的肿瘤，但反而对 TCR-T 细胞疗法响应比较好。

还有针对肿瘤相关病毒抗原的 TCR-T 疗法。大家都知道，高危 HPV 病毒感染会导致癌症，包括宫颈癌，所以科学家开发了针对 HPV 相关抗原的 TCR-T 疗法。有位 48 岁的女士，就由于 HPV 感染得了鳞状细胞癌，已经对化疗耐药，而且发生了肺转移。结果接受了针对 HPV 抗原的 TCR-T 疗法后，她的 3 个肺部转移灶中，1 个完全消失，2 个显著缩小。在手术切除这两个病灶后，患者一直维持着无疾病状态，超过了 3 年。

TCR-T 针对的靶点一直在不断尝试，不断扩大范围。最近备受关注的一篇论文来自顶尖期刊《新英格兰医学杂志》。美国的科学家为一位晚期胰腺癌患者开发了针对 KRAS G12D 这种特殊突变的 TCR-T 疗法，结果让肿瘤缩小了 72%。

这项研究有两个重大的突破，一个是对胰腺癌起效，因为它是癌症之王，晚期患者生存期很短，极少疗法能在胰腺癌上起效。二是针对的抗原是肿瘤特异的突变，KRAS G12D。我们前面说的 NY-ESO-1 抗原，MAGE-A4 抗原，或者 HPV 相关抗原都不是肿瘤特有，只是肿瘤表达量比较高，普通细胞表达量很低，但 KRAS G12D 突变是肿瘤特有的，正常细胞完全没有，所以理论上这种 TCR-T 疗法选择性会更强，不良反应会更小。

CAR-T 和 TCR-T 成功的最大价值，就是证明人工改造 T 细胞的思路是行得通的。不同肿瘤适合的靶点各异，对免疫细胞治疗的响应程度也不同，加上细胞疗法价格昂贵，所以我不会推荐大家盲目尝试。科学家正在做各种临床研究，来探索各种细胞疗法最适合的人群，从而实现真正有价值的医疗。现在上市的这些疗法算是 1.0 版，基于它们的研究将进一步优化出 2.0 版、3.0 版，应该会让更多患者获益。

已经获批上市，对实体瘤起效的新型免疫细胞疗法还有一种，叫 TIL，是英文 Tumor Infiltrating Lymphocytes 的缩写，翻译成中文叫“肿瘤浸润淋巴细胞”。

无论 CAR-T 还是 TCR-T，都需要用基因工程的办法来改造免疫 T 细胞，而 TIL 看起来要比前二者简单很多。

TIL 疗法主要有下述三步：

第一步：收集。取出患者的肿瘤组织，从中提取免疫细胞，主要是 T 细胞；

第二步：培养。在体外筛选能识别癌细胞的 T 细胞，并且大量扩增到几百甚至上千亿个细胞。比如后面介绍的案例，Melinda

第一次体外扩增细胞 420 亿，第二次体外扩增细胞 1200 亿；

第三步：回输。把扩增好的细胞输回患者体内，让它们和癌细胞对抗。

看着确实很简单，是吧？

它从 20 世纪 80 年代就已经用在患者身上，主要治疗黑色素瘤，有效率超过 50%，包括 20% 以上的晚期患者实现了“临床治愈”。

有人可能会说，等一等，这东西看起来咋和刚才用过的早期免疫细胞疗法，比如 CIK 或者 DC-CIK 差不多啊？就是提取免疫细胞，扩增后打回去。

这两者有什么区别呢？

确实，它们都属于细胞免疫疗法，本质上都是从患者身上提取免疫细胞，体外扩增，然后输回去。

但 TIL 和老一代细胞免疫疗法，比如 LAK 或者 CIK，有两个非常重要的区别：

第一点，免疫细胞来源不同。TIL 的免疫细胞来自肿瘤组织，而 CIK 来自血液。

这是两者最核心的区别。不同的来源，决定了免疫细胞识别肿瘤的能力。

前面说了，免疫细胞有很强的特异性，尤其是对抗肿瘤很关键的 T 细胞。它们有的识别病毒，有的识别细菌，有的识别肿瘤。这就像一个社会，有各种职业，都很重要，但功能不同。

CIK 效果之所以不好，就是因为血液里面分离的免疫细胞，能识别肿瘤的比例极低，通常还不到 0.1%，所以看起来打了很多细胞进去，但其实真正有用的并不多，所以效果很差。但 TIL 不同，它是从肿瘤里分离出来的免疫细胞，有时高达 30%~50% 能识别肿瘤，针对性很强，这就产生了本质区别。

第二点，也是很关键的，就是新一代 TIL 疗法增加了定向筛选和扩增过程。

免疫细胞疗法都有扩增的过程，也就是让免疫细胞分裂复制，变成几百，几千，甚至几万个，极大增加了对抗癌细胞的士兵数量。CIK 这种早期免疫细胞疗法，都是无差别地扩增免疫细胞，也就是说不管什么免疫细胞，都要扩增同样的倍数，这样的话，如果一开始针对癌细胞的比例只有 0.1%，那扩增完了还是 0.1%。

而 TIL 使用的定向筛选和扩增，就是利用技术让针对癌细胞的免疫细胞被扩增得更好。这样 TIL 不仅分离出的免疫细胞本身就更对口，而且在扩增过程中还能进一步提高针对癌细胞的免疫细胞比例。

以上两点区别，可以看出 TIL 疗法中输回的是大量专门针对癌细胞的免疫细胞，是大量专门扑杀癌细胞的特种兵，所以效果更好。而 CIK 疗法中，输进去的是免疫细胞大杂烩，看着数量很多，浩浩荡荡，但绝大多数免疫细胞并不抗癌，自然结果就截然不同。

上战场的士兵，要数量，还要质量，就这么简单。

TIL 已经成功治疗过不少癌症患者，包括实体瘤患者。其中最著名的案例是一名叫梅琳达（Melinda）的晚期胆管癌患者。她的故事当年被发表在《科学》杂志上。

2009 年，年仅 40 岁的梅琳达被查出患有胆管癌，而且发生了多处转移。晚期胆管癌是恶性程度最高的癌症之一，在随后的

2 年，她接受了很多次化疗，虽然暂时稳定住了肿瘤，但不良反应巨大，她无法耐受。万般无奈之下，她只能寻找别的方法，最终加入了美国国家癌症研究所的 TIL 疗法临床试验。

医生用手术从她的肺部转移灶取出了 4 块肿瘤，并从中分离出了肿瘤浸润淋巴细胞（TIL）。在体外大量扩增后，超过 420 亿个 T 细胞被输回到了梅琳达体内。

效果非常好！仅仅 2 周后，她由于肺部转移而出现的咳嗽就停止了，此后的一年多，她没有再接受任何别的治疗，但肿瘤仍然被控制。她精神也一天比一天好，又可以每天遛狗，甚至参加体育活动了。

“我感觉生命又回来了”，她说。

但不幸的是，到了 2013 年夏天，她肺部的肿瘤又开始长大。看起来免疫治疗不再有效了。怎么办呢?

科学家经过分析后，认为是第一次的 TIL 治疗的时候，输入的针对肿瘤的免疫细胞数量还不够多，因此决定再次尝试，这次输入更多，更特异攻击癌细胞的 TIL 细胞。

和上次一样，医生又从梅琳达体内取出肿瘤，培养了 TIL 细胞。这次，超过 1000 亿个专门识别肿瘤细胞的免疫细胞，浩浩荡荡地进入了梅琳达的体内。

这次效果真的惊人!

梅琳达回医院复查的时候，医生发现治疗前肺部布满的肿瘤，包括一些个头非常大的，在接受 TIL 治疗后都显著缩小了。她体力恢复也很快。细胞回输后仅仅一个月，她居然已经和家人去高山滑雪了!

这绝对是科学创造的奇迹!

直到现在整整十多年后，梅琳达依然开心地生活着。她每天遛狗跑步两千米，同时作为“胆管癌研究基金会”的积极倡导者，给患者分享自己的故事，鼓励科学家和医生研究罕见癌症，鼓励患者参与临床试验。

值得一提的是，梅琳达体内的肿瘤其实一直没有彻底消失，影像上还能看到。这也是为什么我很谨慎地没有使用“治愈”这个词的原因。但这么多年过去了，她生活已经和常人无异，该吃吃，该喝喝，该玩玩，其实就已经战胜肿瘤了，是否算“治愈”根本都不重要。

这就是我一直强调的，抗癌的目标并不是消灭每一个癌细胞，其实，就算说治愈了流感，也不能保证体内一个流感病毒都没有，对吧？对于癌症，只要免疫系统或者药物把它控制住，不再暴发，也就变成了慢性病。患者找回正常的生活，就成功了。

既然 TIL 更好，为什么很多人还在推销 CIK 呢？

很简单，因为好赚钱啊！

CIK 从血液里面直接分离细胞，又不做定向筛选和扩增的技术，难度小很多。相对而言，TIL 需要提取新鲜肿瘤组织，然后分离和扩增里面特异的免疫细胞，不仅在技术上的难度相当大，而且成本也高很多。自然不是想赚快钱的商家首选。

但真正的科学家，肯定更愿意做 TIL，CAR-T 或者 TCR-T 这种创新，因为突破生物医学现有局限的吸引力，以及帮梅琳达这种晚期患者重获新生的成就感，是无论用 CIK 赚多少钱都比不了的。

在一开始的时候，我们说到提高肿瘤免疫细胞治疗效果的思路有两个：一是提高它对肿瘤细胞的识别率，二是提高它对免疫抑制微环境的抵抗能力。

刚才介绍的 CAR-T，TCR-T 或者 TIL，本质上其实都是显著提高了识别率的问题。那第二个方面，提高对免疫抑制微环境的抵抗能力，我们能做点什么呢？

这个就得靠能改造肿瘤免疫微环境的药物了，比如 PD-1/PD-L1 这样的免疫检查点抑制剂，或者一些重要的免疫细胞因子，比如 IL-2，IL-15 等。它们都能改变肿瘤免疫微环境，或许能有所帮助。

现在，科学家正在尝试把免疫细胞疗法和 PD-1/PD-L1 免疫检查点抑制剂联用，或者干脆让 CAR-T 或 TCR-T 细胞同时表达 IL-2 这样的细胞因子，从而实现对肿瘤微环境的改造，让免疫细胞疗法能更好地发挥杀伤肿瘤的作用。

科研是无止境的，科学家永远在努力突破极限，创造更好更安全的肿瘤疗法。CIK 这种老一代的细胞疗法肯定会逐渐淡出视线，而靠谱的免疫细胞治疗会越来越多，效果会越来越好。良币会驱逐劣币，未来依然值得期待。

双特异性抗体

2024 年 8 月中国生物技术圈爆出一个大新闻，世界顶尖药企默沙东，也就是最大的 PD-1 免疫检查抑制剂 K 药的所有者，斥资 13 亿美元引进了中国某生物技术公司的一个抗癌药物！

这是有史以来卖给外国公司最贵的中国抗癌产品之一。

这个药是靶向 CD3 和 CD19 的双特异性抗体。这也是一类已经被证明有效的肿瘤免疫药物。

什么是双特异性抗体呢？

抗体我们每个人身体里都有。抗体的目标是识别并结合危险物质，比如细菌病毒，或者被感染的细胞，然后引导免疫系统把它们清除掉。由于我们可能接触到的危险物质是非常多样的，因此抗体也是很多样的。据估计，我们身体能产生高达 100 亿到 1000 亿种不同的抗体。

后来发现，抗体不仅能清除细菌病毒，也能帮助免疫系统攻击癌细胞，所以科学家人工制造了抗体作为抗肿瘤药物，其中就包括对淋巴瘤最重要的药物之一：利妥昔单抗。

如果要评选改变临床的“抗癌药里程碑”，1997 年，抗体药物“利妥昔单抗”（商品名：美罗华）的横空出世必须榜上有名。它的出现彻底改变了很多淋巴瘤患者的命运，降低了近一半的患者死亡率。

利妥昔单抗出现一年后，上市了第二个抗体靶向药：曲妥珠单抗。这也是划时代的药物，因为在它出现之前，HER2 阳性乳

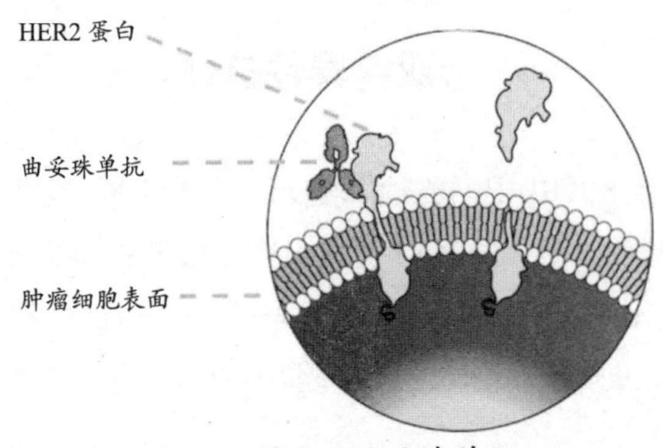

HER2 蛋白和曲妥珠单抗

腺癌只能用化疗，效果不太好，但这个新药的出现直接改变了这类患者的生存预期。

根据最近公布的一项长达20年的跟踪研究，最早尝试曲妥珠单抗的一批晚期乳腺癌患者，使用抗体靶向药+化疗的联合方案后，平均生存期都超过了3年。更重要的是，其中有一部分患者，直接被治愈了，20年以后还活着。

利妥昔单抗和曲妥珠单抗的巨大成功，推动了后来数百种抗体药物的出现。

这些抗体药物，既是靶向药，又是免疫药。

它们是靶向药，因为针对的是癌细胞高表达的靶点，利妥昔单抗针对的是CD20蛋白，曲妥珠单抗针对的是HER2蛋白。

它们也是免疫药，因为抗体药物识别癌细胞后，会粘在癌细胞表面，相当于做了个标记。当免疫细胞看到这种被抗体标记的细胞后，就知道这些细胞有问题，然后就会发起攻击。所以这些抗体药物也激活了免疫系统。

早期所有抗体药物都是“单特异性抗体”，也就是每个抗体只识别一个肿瘤抗原。利妥昔单抗识别的是CD20，曲妥珠单抗识别的是HER2。

这里，我们必须介绍一下抗体的结构。天然的抗体长得是一个Y字形，每个抗体有两个识别抗原的位点，就像人的两只手，能去抓住抗原。

正常情况下，抗体的这两个位点识别的东西是一样的，也就是抓同样的抗原。比如，利妥昔单抗的两个位点都识别CD20，而曲妥珠单抗的两个位点都识别HER2。

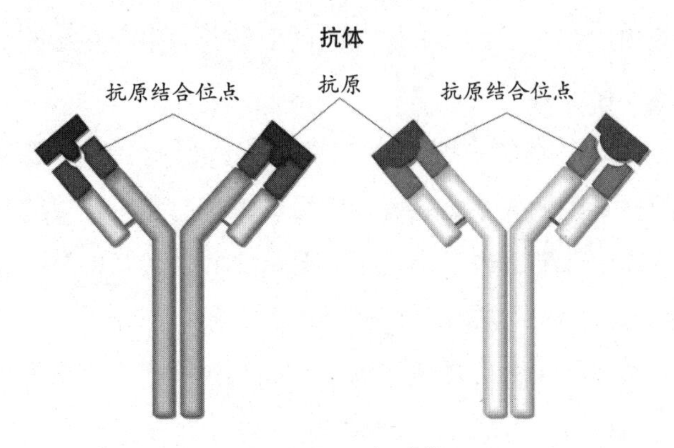

抗原和抗体结构

两只手识别的靶点一样，所以它们叫单特异性抗体，也就是单抗。大自然中所有的抗体都是单抗。

那双特异性抗体又是什么呢？

简单说，就是一个抗体能同时识别两个不同的抗原。

在“单特异性抗体”取得成功后，生产抗体的技术也越来越成熟。这时科学家们又在想，能不能让一个抗体的两个位点识别的东西不一样？同时靶向两个不同的东西？

这就是“双特异性抗体”的理念，简称双抗。这是一种纯粹人造的东西。

早在 20 世纪 60 年代，就有人提出了这个想法。为什么想干这事儿？具体目标是什么？说实话我也不知道，或许有明确的目标，又或许只是出于科学家的好奇心：既然大自然没有，我能不能试着做一个？

不管出发点是啥，双抗从提出概念到真正作为一种药物成为现实，等了整整 50 年。在漫长的科研积累后，从 2021 年开始，双抗药物一下子爆发，短短 3 年就有近 10 个药物获批，绝大多数都是用于肿瘤的治疗，基本都属于新型的肿瘤免疫药物。

目前用于肿瘤免疫的双抗可以分为两大类。

第一类，我称之为“组合抗癌型”双抗。这类双抗的两个识别抗原的位点，都是针对肿瘤细胞的。它往往是直接把肿瘤抗体药物 A 和肿瘤抗体药物 B 拼起来。A 和 B 本身单独用就是抗癌药，现在连在一起，希望实现 1 ＋ 1 ＞ 2 的效果。其中的代表是 2022 年中国批准上市的卡度尼利，它就是把 PD-1 抑制剂和 CTLA-4 抑制剂两种不同的免疫检查点抑制剂连在一起。

第二类，我称之为“免疫磁铁型”双抗。这类双抗的两个识别抗原的位点，不是都针对肿瘤细胞，而是一个结合肿瘤的靶点，一个结合免疫细胞的靶点。它们的功能，是像磁铁一样，把免疫细胞引到癌细胞的身边。有的免疫细胞平时由于癌细胞的伪装和抑制，根本看不到癌细胞，现在被双抗拉了过来，走近一看:“哟，还有这种坏蛋在呢？”于是立刻开始干活，杀了个干净。这就是这类双抗起效的原理。

“免疫磁铁型”双抗是目前上市的双抗中最多的，代表是贝林妥欧单抗（Blinatumomab）、特立妥单抗（Teclistamab）、莫妥珠单抗（Mosunetuzumab）等。这些药物的靶点不同，技术平台也有差异，但作用原理非常相似：就是想方设法把免疫 T 细胞和癌细胞弄到一起。

这类双抗的共性，就是总有一边是结合 T 细胞的，而另一边则根据想针对的不同肿瘤细胞，选择不同的抗原靶点。

比如，贝林妥欧单抗一边结合的是 T 细胞的 CD3 抗原，而另一边是急淋白血病表面的 CD19 抗原；特立妥单抗一边结合的也是 T 细胞的 CD3 抗原，另一边是多发性骨髓瘤细胞表面的

BCMA 抗原；莫妥珠单抗一边结合的也是 T 细胞的 CD3 抗原，另一边是淋巴瘤细胞表面的 CD20 抗原。

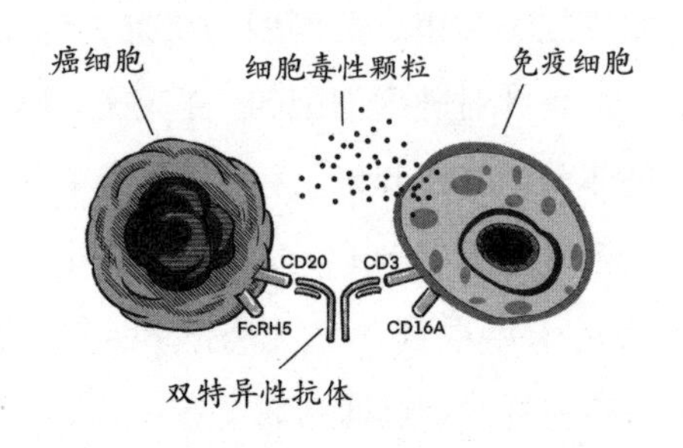

免疫磁铁型双特异性抗体起效原理

这些药物效果都很不错。比如贝林妥欧单抗在复发难治的急性淋巴细胞白血病的 3 期对照研究中，和标准的化疗相比，显著延长了患者生存期，其中 34% 患者达到完全缓解，也就是肿瘤细胞治疗后检测不到了。特立妥单抗对已有药物基本都耐药的多发性骨髓瘤患者，依然有其中 63% 的患者肿瘤细胞显著减少，近 40% 的患者达到完全缓解。

真的是改变患者命运的新型药物。

我听说过一个天津的故事，2024 年 2 月 7 日，距离 2024 年农历新年还有 2 天，刚满 11 个月，体重 11 千克，身高也才 80 厘米的男孩儿辰辰，不幸诊断得了急性白血病。雪上加霜的是，他入院时身体状态很差，白细胞数量极高，血小板数量极低，有严重的肺部感染，还有电解质紊乱，肾功能损伤，凝血功能损伤。

化疗是这种孩子的标准疗法，但他化疗不耐受，出现了肠梗阻，好不容易肠梗阻好转，又遇到了轮状病毒肠炎的流行季，不幸中招，每天腹泻高达 20 次。在轮番轰炸下，医生不得已只得暂停化疗。这时辰辰的化疗效果其实已经不错，残留白血病细胞含量已经降至0.01%。但婴儿代谢旺盛，即使少量残留的白血病细胞也可能死灰复燃，不可能一直就这么等下去，下一步治疗到底咋办？

医生决定试试新的双特异性抗体：贝林妥欧单抗，因为国外有研究显示它可以改善婴儿白血病的预后，且安全性也挺好。

在治疗过程中，辰辰几乎全程都是姥姥一人照顾。按照医生的话说，辰辰姥姥是个模范家长，一直以来，吃药，打针，24小时输液，护理，姥姥都带着不会说话的辰辰一一克服，从来没有掉链子。她甚至能帮医生识别化疗中出现的各种并发症，所以辰辰治疗虽然遇到很多困难，但从来没有走过弯路。当她听说有最新的免疫双抗药物后，也坚定地选择了尝试。

就这样，辰辰开始了第一个28天的双抗治疗。果然，不良反应比化疗小了很多，非常可控。事实上，整整一个月，辰辰仅仅发了一次烧，只有38摄氏度。现在他使用双抗治疗已经半年多，主要治疗阶段已经接近尾声，白血病也得到了很好的控制，而且没有再出现严重的并发症和不良反应，有很大的希望能治愈疾病，康复回到家人身边。

以往像辰辰这种化疗不耐受的孩子，面临的选择非常少，要不就顶着严重不良反应风险继续化疗，要不就只能冒着复发风险观察，但现在双抗的出现，让他们有了更加安全的第三种选择。

贝林妥欧单抗针对的癌细胞抗原是CD19蛋白，正好是辰辰这种儿童白血病细胞高表达的。理论上，只要改变结合肿瘤细胞那一侧的抗原，就有可能开发出不同的“免疫磁铁”类双抗药物，用于不同癌症类型的治疗。基于这个原理，现在有近百个不同的双抗正在临床研究中，很期待也产生好的效果。

抗肿瘤新药往往是从血液瘤里面率先取得突破，包括白血病、淋巴瘤和多发性骨髓瘤。双抗也不例外，最早获批的这些“免疫磁铁”类双抗药物基本也都是针对血液肿瘤的。但实体瘤才是大家最希望突破的，毕竟这占了肿瘤的 90% 以上，市场巨大。现在很多双抗都是在实体瘤中测试，常见靶点和类型包括了 HER2（乳腺癌），MUC16（卵巢癌）、GPC3（肝癌）、Claudin 18.2（胃癌），PSMA（前列腺癌），等等。

实体瘤只是难度大一些，并不是不能突破。事实上，2022 年美国 FDA 已经批准了第一个针对实体瘤治疗的双抗 Kimmtrak，治疗的是葡萄膜黑色素瘤，一种罕见的肿瘤。在 3 期临床研究中，它把患者死亡风险降低了 49%，中位总生存期延长了近半年。现在这个双抗已经是这些患者的标准疗法。

血液瘤也好，葡萄膜黑色素瘤也好，人数都不算多，如果更常见的实体瘤，比如肺癌、乳腺癌、胃癌这些能有所突破，那将产生更为深远的影响。

组合疗法是抗癌治疗的未来。双抗的主要应用场景也会是和别的治疗方法联合，进一步突破肿瘤的耐药和免疫抑制，争取取得更好的疗效。

随着双抗药物的成功，后续又玩出了新的花样，比如“三特异性抗体”，甚至“四特异性抗体”，也就是用一个药物同时针对三个或四个不同的靶点。这听起来很酷炫，但靶点多了是把双刃剑，虽然它或许能产生新的效果，但也意味着可能出现新的不良反应。同时，药物变得更复杂，生产就更难，进入体内的代谢更复杂。三抗或者四抗药物能不能成功，还得拭目以待。一个人同时做三份或者四份工作，要不就是天才，要不就啥也做不好。

还有公司在做其他免疫细胞类型的双特异性抗体，比如把结合 T 细胞的部分，换成结合自然杀伤细胞（NK）的部分，这样就能把 NK 细胞和肿瘤细胞拉在一起，或许也能起到杀伤肿瘤的作用。至少在动物试验中看到了一些效果。

双抗领域的百花齐放，百家争鸣是很好的现象，因为科学的突破往往来自意想不到的地方。大家都在各自领域不断尝试，说不好真的会有惊喜，我们就怀抱希望，期待好消息吧。

第三章

免疫治疗的未来

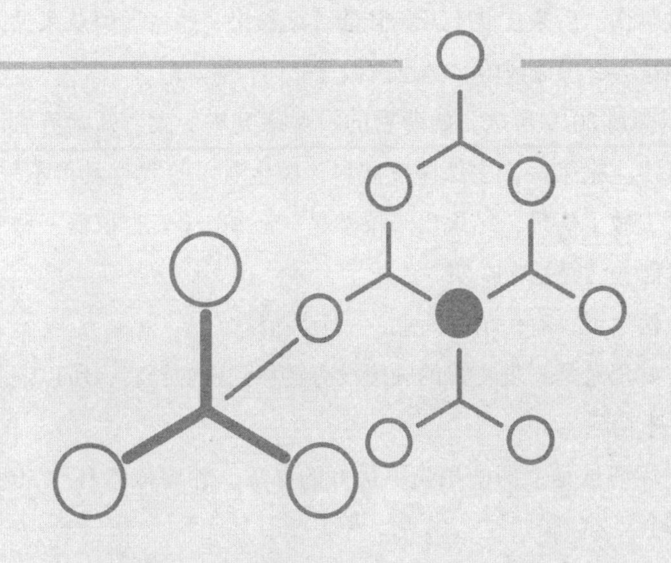

癌症疫苗

美国女孩安吉拉（Angela）有一头引人注目的红发。2020年，新冠正在全球肆虐，她每隔三周都要从家里驱车几十千米，到医院去接受一次疫苗的注射。

这个疫苗很特别，不是为了预防新冠，而是为了预防肿瘤复发。

当时安吉拉还不到40岁，就不幸得了黑色素瘤，一种恶性皮肤癌。和别的癌症患者不同，她得癌症的原因很清楚，就是过度晒太阳。她的家乡阳光充足，从小到大她都很喜欢日光浴，经常被晒伤，后来皮肤上开始陆陆续续长出一些痣。但从来没人告诉她这会有患癌风险，她也没做过任何检查。

直到2019年末，她背后的一颗痣突然变大，开始流血，还非常疼。她第一次去医院皮肤科，医生看了一眼就觉得不乐观，取样去做了病理，结果出来果然是一记暴击：安吉拉得了恶性黑色素瘤，已经是中晚期。

医生说，有一个好消息，一个坏消息。

好消息是，安吉拉的肿瘤没有转移到别的器官，所以还可以做手术切除。

坏消息是，即使用当下最好的办法，肿瘤依然有近50%的概率会复发。

这简直就是丢骰子，把未来交给命运了。

“还有什么办法能降低复发风险吗？”安吉拉非常紧张地问。

“有一个肿瘤疫苗的2期临床试验，你如果愿意可以试试。”医生回答。

这是一种当时极少人试过的个体化肿瘤疫苗，会根据患者肿瘤的基因突变来定制疫苗，然后手术后和PD-1免疫药物一起联合使用。

安吉拉知道临床试验多数都并不成功，但在了解肿瘤疫苗背后的原理后，她和家人一致决定入组。她成为全球最早尝试“PD-1免疫药物＋个体化肿瘤疫苗”联合辅助治疗的癌症患者之一。

现在看来，这是一个非常明智的决定。虽然每次打完疫苗，她都会不舒服1~2天，有时很累，有时长疹子，有时还会发烧，但症状很快会过去。到今年，2024年，她已经结束治疗3年了，一切健康，肿瘤没有任何复发的痕迹。

如果只是安吉拉的个例，并不能说明太大问题。好消息是，她参与的这项临床研究的结果，已经在今年初发表在了顶尖的《柳叶刀》杂志上，6月份刚结束的美国临床肿瘤学会（ASCO）年会上数据又有更新。

157名接受过手术的中晚期黑色素瘤患者参加了这项研究，被分为两组，一组单用PD-1免疫药物，另一组则用PD-1免疫药物＋个体化肿瘤疫苗。

这个研究中用的PD-1免疫药物是大家熟悉的K药，而个体化肿瘤疫苗则是mRNA-4157，一种新型mRNA个体化疫苗。

总体来看，个体化肿瘤疫苗＋PD-1免疫K药的联合组，比起单用K药的组，复发或死亡风险下降了近50%！近75%患者两年半都没有复发，远高于单用K药患者的56%。

这项研究取得了成功！

现在安吉拉生活已经完全回归了正常。她还是喜欢户外，当然，现在她非常注意防晒。

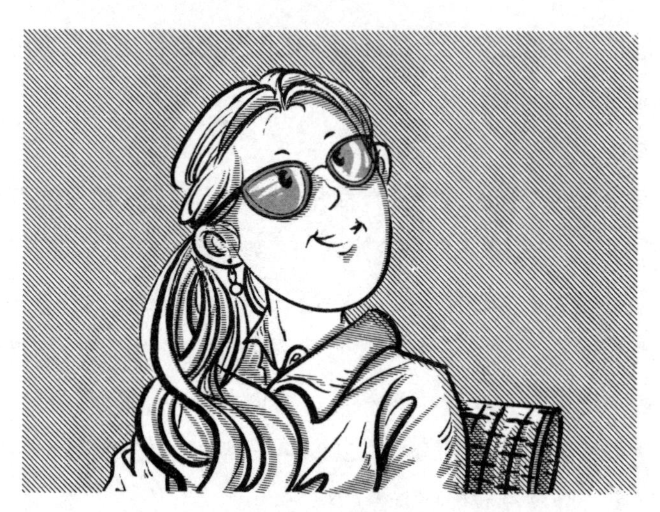

从免疫药物和个体化肿瘤疫苗中获益的安吉拉

安吉拉用的“个体化肿瘤疫苗”到底是啥呢?

是针对安吉拉癌细胞特有的基因突变而定制的疫苗。疫苗的目标是激活她体内针对肿瘤突变的特异免疫反应，从而达到清除残留癌细胞的效果。由于每个人癌细胞的基因突变都是不同的，所以需要用的疫苗也是不一样的，这就是为什么它是“个体化”的原因。

这种疫苗当然技术含量很高，但简单说起来也就是四步:

第一步:把手术切下来的肿瘤送到实验室，进行基因测序;

第二步:分析基因测序结果，预测哪些肿瘤突变蛋白能激活免疫反应;

第三步:制作针对这些突变蛋白的疫苗，特异性增强患者体内对携带突变癌细胞的免疫攻击;

第四步:把做好的个体化疫苗打回患者体内，观察免疫反应和效果。

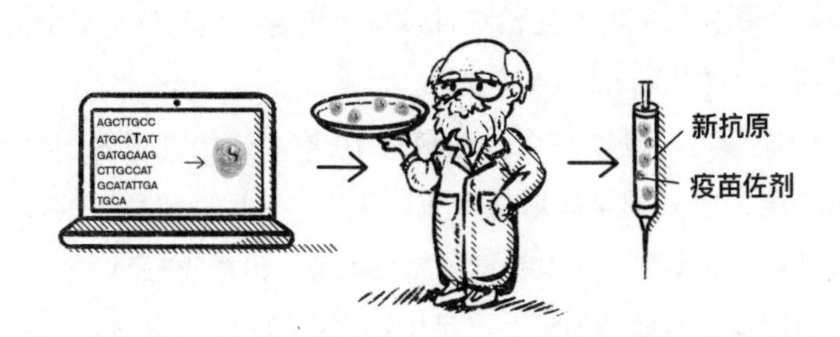

个体化新抗原疫苗制备流程

几十年来，“肿瘤疫苗”一直是抗癌领域的梦想，大家希望用疫苗激活体内免疫反应，控制肿瘤细胞生长。

肿瘤疫苗可以分为两大类，预防性疫苗和治疗性疫苗。

预防性疫苗在发病前使用，目标是让人不得癌症，而治疗性疫苗在发病后使用，目标是减少肿瘤复发。

大家当然都希望有预防性疫苗，如果打一针疫苗，就不得癌症了，这该有多好。但像做出流感疫苗那样，广谱的预防性肿瘤疫苗是不可能的。因为每个人癌症特性不同。更关键的是，癌症的突变有随机性，根本无法预测大家未来肿瘤长啥样，所以也就不可能提前知道用什么样的疫苗去保护大家。

市面上确实有两种预防性的肿瘤疫苗，分别是乙肝病毒HBV疫苗（预防肝癌），和人乳头状瘤病毒HPV疫苗（预防宫颈癌等）。它们的效果都非常明显。中国80%左右的肝癌都和乙肝病毒感染有关，如果所有人都接种乙肝疫苗，大多数肝癌都能被预防。而世界卫生组织(WHO)和最早接种的欧美发达国家数据表明，广泛接种HPV疫苗可以预防70%以上的宫颈癌。

但大家能看出来，这两种疫苗本质并不是针对癌细胞，而是通过控制病毒感染来预防癌症。但和病毒相关的癌症是很少的，目前真正积极研究的都是治疗性疫苗，安吉拉用的就是其中的一种，叫作个体化的 mRNA 疫苗。

肿瘤疫苗不是新理念，但最近 10 年才开始真正看到曙光，因为有两个方面的科研取得了重大突破：一是疫苗技术的进步。尤其是新冠的出现，大大推动了新型疫苗，包括 mRNA 疫苗、腺病毒载体疫苗的成功验证。二是生物信息学和人工智能技术的进步，让分析每个肿瘤的突变，定制个性化的肿瘤疫苗成为现实。

肿瘤疫苗开始在临床取得初步成功，尤其是和 PD-1 免疫治疗的联合疗法，在皮肤癌、胰腺癌、头颈癌等类型中取得了很好的早期临床数据，安吉拉就是其中一个代表。

肿瘤疫苗目前最适合的场景，不是用在晚期患者身上，而是用在像安吉拉这样中期患者，或者早期患者的“辅助治疗”上，也就是手术之后，用疫苗在患者体内激活免疫反应，清除可能残留的癌细胞，防止复发。

皮肤癌在中国不多，我们更关心的肺癌、结直肠癌、乳腺癌、胰腺癌、胃癌等，很多患者手术后都面临显著的复发风险。肿瘤之所以复发，就是还有少量肉眼看不到，拍片子也看不到的残留癌细胞在体内，过了一段时间又长出来了。

毫无疑问，对付这些残留癌细胞，最好的办法就是调动免疫系统去攻击它。

但除了规律锻炼和均衡饮食，以前真没什么靠谱的药物被证明有用，所以市面上才会出现各种号称增强免疫的保健品或药品。不管吹得如何，都没任何数据显示有效，只是心理安慰罢了。我特别理解大家，换成是我，也很难接受啥也不干，等着复发。

直到 PD-1 类免疫药物出现，才带来了真正有效的免疫辅助治疗。非小细胞肺癌、食管癌、胃癌、膀胱癌、肾癌、头颈癌、乳腺癌等，都有一些亚型能从手术后的免疫治疗中获益，降低复发风险，提高临床治愈率。

科学家没有停止脚步，因为免疫疗法的效果按理说是可以叠加，完全有可能 1 + 1 > 2，提供更好的免疫保护。现在个体化肿瘤疫苗的初步成功，已经证明了这一点。

安吉拉参与的是 2 期临床研究，离上市还需要大规模的 3 期对照研究。现在上千人规模的黑色素瘤和肺癌的相关试验已经启动。我个人很看好这类免疫联合疗法，期待它取得成功，顺利上市帮助患者。

人类社会的灾难，往往也会推动科技的进步。目前研究个体化肿瘤疫苗最靠前的两家公司，正是凭借新冠疫苗快速崛起的美国 Moderna 公司和德国 BioNTech 公司。安吉拉参与的是 Moderna 公司的研究，2023 年，BioNTech 合作团队也在《自然》杂志发表论文，证实他们类似原理的 mRNA 肿瘤疫苗，和 PD-L1 免疫药物联用，在手术后的部分胰腺癌患者体内产生了免疫反应，看起来有延缓复发的趋势。

除了等着国外公司的产品，中国的科学家也跟得很紧，做癌症疫苗的公司也有好几家，也期待国内能更快开展相关临床研究，尤其是探索一些针对中国特殊癌症类型的疫苗。

新型肿瘤疫苗的研究才刚刚开始，还有很多重要的科学问题需要回答。

哪一种疫苗技术最好？是 mRNA 技术，还是腺病毒、DNA 或者多肽技术？

哪些患者用了效果好？早期患者能用吗？晚期患者联合使用

有效吗？

如何更好地寻找能引起免疫反应的肿瘤突变？人工智能能提供帮助吗？

等等。

除此之外，如果能够上市，我们面临的最大挑战之一将是费用。因为和刚才提到的细胞治疗等新技术一样，目前这些癌症疫苗也是个体定制化的，没法规模化生产，所以最开始价格肯定不低。但我相信，随着第一个产品上市，技术会持续迭代，成本会下降，而且竞争会越来越多，加上保险的覆盖，经济负担肯定会降低。我们先解决有没有的问题，再解决可及性的问题，肯定会有越来越多的人从中获益。

溶瘤病毒

在所有的肿瘤免疫治疗中，溶瘤病毒可能是最具科幻色彩的一类。用病毒来治疗癌症，乍一听很不可思议，但倒特别符合我们中国老百姓经常说的“以毒攻毒”的理念。对付癌细胞这么难搞的东西，用同样难搞的病毒来对付它，想想是不是还真有点道理？

溶瘤病毒并不是特定的一种病毒，而是一类能感染肿瘤细胞，让肿瘤细胞裂解、破碎、死亡的病毒。好的溶瘤病毒不仅能直接杀死一部分癌细胞，同时还可能激活免疫系统来清除残余癌细胞，从而达到更好的效果，所以它的本质也是一种免疫疗法。

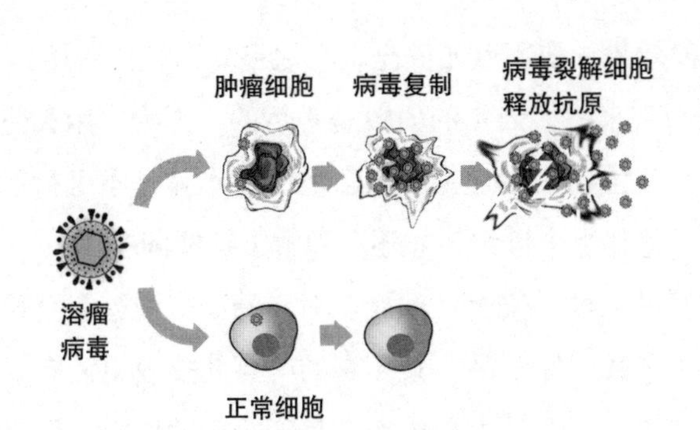

溶瘤病毒起效原理

溶瘤病毒的历史至少要追溯到100多年前。那时就有医生观察到有癌症病人被病毒，比如流感或者黄热病感染后，肿瘤莫名其妙好转，甚至消失的情况。当时人们才刚刚开始了解病毒这个东西，有人猜想是不是病毒能帮助抑制癌细胞。在没有监管的年代，个别狂野的医生开始直接往癌症病人体内打入活体病毒，看看效果如何。但最开始结果只能用惨淡来形容，不仅有效的例子极少，而且好多病人被感染后死掉了。“给癌症病人打病毒”这个思路，没有实现以毒攻毒，反而成了毒上加毒。

在大量的失败面前，这个狂野的想法暂时退出了主流舞台，但一直有人在不断尝试。在随后的几十年，不管在动物上做了多少试验，到了人身上的时候，干的事情却和以前基本一样：就是把含活病毒的血清直接打进癌症病人体内，肝炎病毒，黄热病毒，西尼罗河病毒，乌干达病毒，统统直接拿来往癌症病人身上用！非常简单粗暴。

在这段时间里发表了很多论文，也反复炒作了溶瘤病毒这个概念。但很可惜，理想是丰满的，现实是骨感的：最后的临床结果要不就没效果，要不就不安全，总之一句话，没法用！

现在回头来看，当年的失败是必然的，因为“用天然病毒对付癌细胞”在生物学原理上有很多坑，基本就是不可行的？科学家后来用了整整半个世纪，才逐渐理解了这些问题。

首当其冲的就是安全性问题。对于药物来说，安全比疗效更重要。绝大多数“保健品”其实真的一点儿疗效也没有，最多有点儿安慰剂效应，但最大的优点就是安全，随便吃。但病毒可不一定安全，癌症病人身体本来就弱，还用致病的活病毒去感染的话，一言不合直接人就没了，还谈什么治疗肿瘤。

幸运的是，后来研究发现，有些对人无害的病毒也能有溶瘤的效果，于是科学家开始转向尝试那些不致病的病毒，比如腺病毒，或者只让特定动物生病的病毒，鸡病毒，鸟病毒，猪病毒啥的。搞来搞去，发现这些病毒抗癌效果也很有限，但是至少安全了一些。

然后还有人体免疫清除的问题。好些溶瘤病毒在体外试验中效果很好，但是一到人身上就没效了，让人很迷惑。后来才知道，有个重要原因是病毒进入人体内以后，在血液循环中就会迅速被人体免疫系统识别，然后清除掉。免疫系统可没那么聪明，看到一个危险的病毒还能知道是医生打进来治病的，而不是鬼混进来捣乱的。

免疫清除导致最终能到达肿瘤部位的病毒凤毛麟角，所以根本起不到太大作用。

在后面的几十年，虽然大家一直在努力寻找更好的溶瘤病毒，但是受到科学技术的限制，一直无法突破瓶颈。

直到 1990 年前后，曙光才终于出现在天边，因为基因工程技术取得了突破。科学家终于能够对病毒的基因进行改造，让它们具有更好的靶向性和选择性。

大家别一听到基因改造病毒就紧张，“转基因”这事儿其实控制得好，远比自然界随机变异靠谱。人工定向改造基因的溶瘤病毒相对自然界中的病毒来说，有很多的优势：

（1）更安全，因为我们去掉了天然病毒里的毒性基因。

（2）更有靶向性，因为改变了病毒繁殖特性，能更特异地识别和攻击癌细胞。

（3）更有免疫性，因为给病毒转入了刺激免疫细胞的基因。病毒感染癌细胞后，不仅能直接杀死癌细胞，而且能激活免疫系统，形成更长期持久的治疗效果。

从 1991 年第一个转基因溶瘤病毒被报道以后，群雄并起，上百种溶瘤病毒陆续进入临床试验，在各种癌症患者身上测试，但还是失败的居多。

科学家在失败基础上不断迭代，不断改进，直到 2015 年，整整 20 多年后，美国才批准了第一个溶瘤病毒 T-VEC 上市，用于晚期黑色素瘤的治疗，开启了现代溶瘤病毒的大门。

T-VEC 是一种经过基因修饰的单纯疱疹病毒，也是第一个自带免疫增强功能的溶瘤病毒。它最大的突破就是通过基因改造，让病毒表达能激活免疫系统的“粒细胞 - 巨噬细胞集落刺激因子（GM-CSF）”，从而加速抗肿瘤的免疫应答。

下图就是从 T-VEC 溶瘤病毒获益的例子。一位 62 岁的患者，脚踝上有两个巨大的黑色素瘤转移病灶，已经溃烂，对化疗也耐药，基本没啥办法。但注射溶瘤病毒后，得到了很好的控制，半年后缩小了非常多，一年后基本完全看不到了。患者一共接受了两年的治疗，后续也没有再复发，可以认为是治愈了。

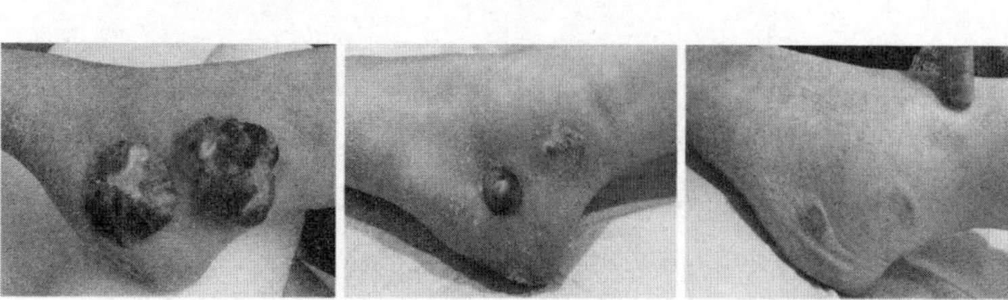

T-VEC溶瘤病毒治疗恶性黑色素瘤

为什么T-VEC首先用于黑色素瘤的治疗呢？

一方面是因为很多黑色素瘤对免疫治疗比较敏感，容易产生疗效；另一方面，是因为黑色素瘤常在表面，比较容易直接攻击病毒。

由于溶瘤病毒进入血液循环后，容易被免疫系统清除，所以T-VEC等溶瘤病毒的主要使用途径是局部注射，直接用针把病毒注射到肿瘤里面去，争取在局部实现高浓度的病毒感染，杀死肿瘤，并激活免疫。所以，像黑色素瘤、头颈癌这种表面的肿瘤是最适合的。上图那位患者脚上的肿瘤就很容易被杀死。

除此之外，溶瘤病毒还有个已经取得突破的地方是脑瘤，尤其是脑胶质瘤。

恶性脑胶质瘤是最难治的癌症类型之一，传统的治疗办法，无论是手术、放疗、化疗，还是靶向药物，对这个疾病效果都非常有限。

因为顾及大脑功能，放疗剂量不敢太大，手术也不敢像别的器官那样扩大切除，比如把整个肺叶都切掉，所以常有残留。

化疗药和靶向药对脑瘤普遍效果也不好，有一个非常重要的原因是绝大多数药物通过不了“血脑屏障”。血脑屏障是大脑的防火墙，主要功能是防止血液中乱七八糟的物质进入大脑，保证大脑处在安全的环境中。但这个特性是双刃剑，它对开发针对大脑的药物来说简直是噩梦，因为多数药也过不了血脑屏障，所以对脑瘤效果不佳。

这些原因导致恶性脑胶质瘤患者从被确诊到去世的时间平均仅有 1 年左右，极少有患者能活过 5 年。正因为如此，它一直是各种创新疗法尝试的地方。

免疫治疗的出现，终于打开了一扇窗，尤其是溶瘤病毒。

局部注射溶瘤病毒能解决一部分患者的问题。已经有不止一位患者通过溶瘤病毒的局部注射在脑瘤中看到了疗效，其中由单纯疱疹病毒改造的 Teserpaturev/G47Δ 已经在日本获批，而代号为 PVS-RIPO 的改良型脊髓灰质炎病毒也已经因为优秀的早期数据，获得了美国 FDA 的突破性疗法认定。

我想给大家分享一下 PVS-RIPO 异常曲折的开发历程，从中能窥见原创科研有多么难。

早在 20 世纪 90 年代，杜克大学医学院的马蒂亚斯·格罗默（Matthias Gromeier）教授就想尝试用溶瘤病毒来治疗脑胶质瘤。第一个问题就是：用什么病毒呢？

在做了一系列评估后，他选择了脊髓灰质炎病毒，很多人都觉得他疯了。

脊髓灰质炎病毒是啥？是导致小儿麻痹症的元凶！人类从 1950 年开始就拼了命想把它从地球上消灭，现在居然有人想故意打到患者身上？ 前面说了，由于对安全的考虑，绝大多数探索溶瘤病毒的人，都会选择对人不致病的病毒，比如腺病毒。

但格罗默教授决定不走寻常路，用最凶狠的病毒去攻击最恶性的肿瘤！

他当然不是真的疯了。之所以选择脊髓灰质炎病毒，有一个非常重要的生物学原因，就是这个病毒天生就喜欢感染和破坏神经细胞。

脊髓灰质炎病毒之所以导致小儿麻痹症，就是因为病毒感染了运动神经细胞，然后大量繁殖，导致神经被破坏，人体肌肉萎缩，最终瘫痪。

格罗默教授猜想，脑瘤是神经细胞恶变的产物，脊髓灰质炎病毒喜欢感染和破坏神经，那是不是也喜欢感染和破坏脑瘤细胞呢？把这种病毒打进脑瘤里面，或许就可以治疗脑瘤？

当然，天然的脊髓灰质炎病毒是绝对不能直接给患者用的，没人愿意治好了脑瘤，但身体瘫痪了。于是，格罗默教授花了“一点儿时间”来研究如何让脊髓灰质炎病毒只感染并破坏癌细胞，而不影响正常的神经细胞。

说起来很容易，这个“一点儿时间”是多久呢？

整整 15 年！

突破性的科研往往来自偶然的事例，所以优秀的科学家，首先要耐得住寂寞，善于发散思维。很多搞科研的人，习惯不断追热点，虽然论文和经费可能确实不少，但不可能做出突破性的原创成就。

在这寂寞的 15 年间，格罗默教授其实主要就干了一件事儿：改造病毒，让它保持感染癌细胞的同时，变得更加安全。

他对病毒做了两步重要的改造：第一步是去掉了脊髓灰质炎

病毒中最关键的控制病毒复制的基因，这样病毒就失活了，很安全。但这种失活的病毒也无法杀死癌细胞了，咋办呢？于是他做了第二步，那就是往这个安全的病毒里面转入了一个“鼻病毒”的基因。“鼻病毒”是最常见病毒，每个人都感染过，普通的感冒就是它造成的，没啥危险性。格罗默教授把它的基因引入失活的脊髓灰质炎病毒中，最终做出了一个对正常细胞影响很小，但很喜欢在癌细胞里繁殖的“杂交溶瘤病毒”。

格罗默教授的这个想法非常超前，所以几乎所有人都认为这个东西太危险，不靠谱。这导致格罗默教授在很长时间都默默无闻，申请不到太多的研究经费，也发不了什么重要文章。我在杜克大学读博士的时候，都没听说过这个人。

这个杂交病毒在老鼠肿瘤模型中的效果很不错，格罗默教授很高兴，想尽快把这个病毒推向临床，在患者身上测试。但没想到，这时又遭遇了来自监管部门更严苛的挑战。

出于对脊髓灰质炎病毒的忌惮，FDA 的审评人员非常担心它的安全性，所以要求在临床试验之前，必须在各种动物中充分证明没问题才行。为了说服审评人员，格罗默教授又被迫做了长达 7 年的动物安全试验！从 2004 年一直做到 2011 年。最终，从小鼠到大鼠、到狗和猴子，都证明这个杂交病毒是安全的。

终于，FDA 的人开了绿灯，允许这个病毒在“其他疗法统统失败，完全没希望”的晚期脑瘤患者身上进行测试。

第一个尝试的人就产生了奇迹。

年仅 20 岁的女孩史蒂芬妮（Stephanie）是一名护理学院的学生，希望以后能成为护士。她本来身体挺健康的，还是学校的运动员。有一次她在浴室不小心滑了一下，撞到头部，去医院检查却意外发现了脑瘤。在接受了放疗和化疗后，不仅身体状态变差了很多，而且肿瘤不久就复发了，无药可治，医生告诉她最多还剩 6 个月。只有 20 岁的她不愿意放弃，问医生还有什么办法。当听说有溶瘤病毒的临床研究可以尝试时，她爽快地一口答应，成了第一个吃螃蟹的人。

这个病毒疗法是真正意义上的“脑洞大开”。医生先在她头上钻了一个豌豆大小的孔，然后把一根空心导管插进了她脑袋的肿瘤里，然后把特制的病毒通过管子直接慢慢滴进去。

听起来有点恐怖的是，在病毒进入脑袋里的时候，患者用了镇静药，但并没有麻醉，所以是完全清醒的。2012 年 5 月 10 日，史蒂芬妮的手术开始，在整整 6 个半小时的手术中，她为了转移注意力，看了一部电影，还读了一本书。尽管如此，当感受到含病毒的盐水缓缓流入自己脑袋里面的时候，没人能不紧张。史蒂芬妮说:“我非常非常害怕。”

病毒灌注后的几天里，史蒂芬妮的身体出现了一些症状，运动能力出现了问题。更令人担忧的是，核磁共振显示大脑中的阴影越来越大了，看起来肿瘤还在生长。就在大家失望的时候，情况突然出现了转机。史蒂芬妮症状开始缓解，进一步检查还发现大脑中变大的阴影并不是肿瘤，而是免疫反应引起的炎症。看起来，溶瘤病毒在大脑里也能激活免疫系统。

听到医生说出“肿瘤其实正在缩小”这句话，史蒂芬妮和妈妈相互拥抱，泪流满面。

几年过去了，史蒂芬妮肿瘤依然没有复发。她的头发又长出来了，盖住了头皮上那唯一提醒她曾经那些经历的微小疤痕。

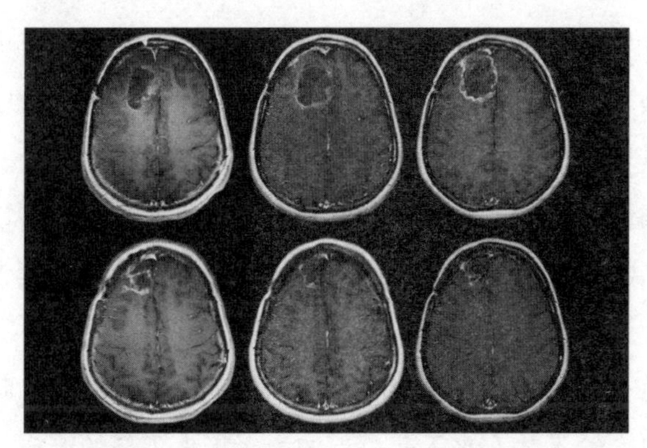

磁共振显示肿瘤的好转，下面一排分别是溶瘤病毒治疗后1年、2年和5年的磁共振造影

史蒂芬妮后来回归了正常生活。她不仅完成自己护理学院的学习，成为了一名护士，而且她还和自己爱情长跑多年，青梅竹马的男朋友结了婚，实现了她当新娘的梦想。

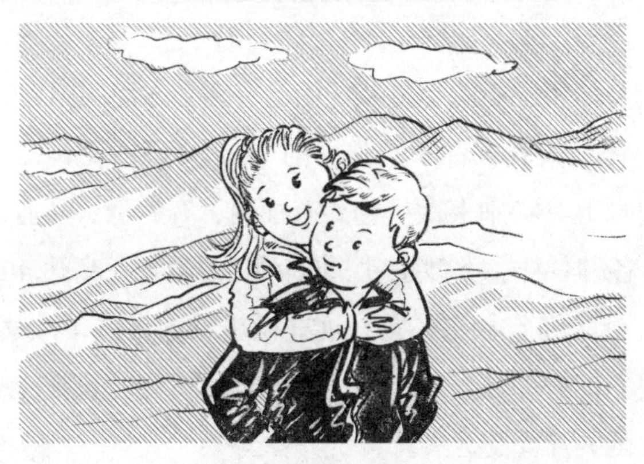

史蒂芬妮和老公

溶瘤病毒改变了史蒂芬妮的命运，但溶瘤病毒的广泛使用还有诸多挑战，包括科学上都还有很多未知的地方。

比如它的疗效存在很显著的个体差异，我们看到了史蒂芬妮这样疗效惊人的例子，但不知道为什么，整体有效率只有 20%，大多数患者用了无效。这是为什么？

还有剂量的问题。剂量打太小对病毒可能没用，剂量太大病毒又会引起太强的脑部炎症和水肿，非常危险，甚至能直接导致患者死亡。每个人的剂量怎么把握？

不管怎样，溶瘤病毒是一种很前沿，已经被证明的肿瘤免疫治疗思路，给一些本来无药可治的患者带来了新的希望。我相信随着更多新型溶瘤病毒的出现，未来应该会有更大发展空间，尤其是和别的免疫疗法结合起来。我们一起期待更多的临床数据吧。

菌群和免疫

我们身体里，影响免疫系统的，有多个方面的因素。

我们每个人其实都不是独立的“一个人”，而是一个共生体系。我们身上有特别多微生物，有细菌，有病毒，还有真菌，形形色色，各种各样，类型超过 3000 种，总数更是高达 40 万亿个，比我们自身的细胞数量还多！这些微生物通常并不致病，相反，它们是我们的好朋友，对于维持我们身体机能，包括免疫系统的平衡具有至关重要的意义。

这些微生物和癌症发生密切相关。

大家最熟悉的例子就是幽门螺杆菌。很多人体内都共生有幽门螺杆菌，而大家应该都知道，幽门螺杆菌感染和胃癌紧密相关，会把风险增加好几倍。中国胃癌全球最多，和我们共餐的饮食习惯，导致幽门螺杆菌阳性的人口很多直接相关。如果用抗生素根治幽门螺杆菌，那患胃癌风险就能显著降低。

但最近更火，研究最多的微生物群是肠道菌群。

我们身上的微生物超过97%都在胃肠道里，主要在大肠，所以大家才会经常听到“肠道菌群”这个词。

肠道菌群和免疫系统关系极其密切，而且非常复杂，有些菌群能提高免疫反应，有的则产生抑制效果。当肠道菌群健康的时候，它们能够增强免疫系统，促进T细胞等免疫细胞的功能，从而提高对病原体的防御能力。但肠道菌群紊乱的时候，则可能导致慢性炎症，带来各种疾病。

肠道菌群到底是怎么影响免疫系统的，到目前为止并没有完全搞明白。有好多不同的猜想，包括直接激活理论、代谢分泌理论、肠脑轴理论等。

（1）直接激活理论认为，肠道菌群也属于微生物，表面也有能被免疫细胞识别的特征，比如脂多糖等，所以肠道里的免疫细胞（比如巨噬细胞和树突状细胞）能识别它们，从而激活免疫反应。

（2）代谢分泌理论认为，肠道菌群产生的各种代谢产物和分泌物，能影响免疫细胞功能。比如我们吃了膳食纤维后，有些肠道菌群就会发酵产生的短链脂肪酸，包括丙酸和丁酸，它们可以调节免疫反应，帮助维持免疫平衡。

（3）肠脑轴理论则认为，肠道菌群能直接产生神经递质，影响中枢神经系统。而中枢神经系统又可以通过化学信号来调节全身的免疫反应。肠道菌群—中枢神经—免疫系统形成了复杂的三角调节关系。

我觉得吧，或许几个原理都是对的，都有所贡献。肠道菌群和免疫系统的关系肯定是很复杂的，就像人类和地球生态系统的关系一样，动态而多样。人类既能破坏环境，也能改造荒漠。菌群既能提高免疫系统，也能破坏免疫系统。

但无论如何，毫无疑问肠道菌群在维持免疫系统正常功能和身体防御方面发挥着关键作用，健康的肠道菌群对我们的健康至关重要，包括与癌症相关。

很多动物实验已经证实，糟糕的肠道菌群会促进结直肠癌、肝细胞癌、乳腺癌、胰腺癌等多种癌症的发生。

肠道菌群不仅和癌症发生有关，也和治疗效果有关。

以前我们认为，不同癌症患者之所以对药物的响应不同，是因为癌细胞本身不一样，有的癌细胞更容易突变和耐药。但最新对肠道菌群的研究颠覆了我们的认知，大家发现微生物群居然会影响各种抗癌疗法的效果，无论化疗、放疗、靶向，还是免疫。改变体内的微生物群特点，不仅可能增强抗癌疗法效果，降低耐药，还可能减少毒性。

近年来最热门的研究领域之一，就是肠道菌群对于肿瘤免疫治疗的影响。

谁能想到，决定免疫药物对肿瘤会不会起效的关键，居然是和肿瘤组织相隔十万八千里，远在肠道里的小小微生物！

2015 年，《科学》杂志发表的三篇重磅论文正式点燃了肠道菌群和免疫治疗关系的研究。

美国和法国的团队，用类似的方法，证明了在小鼠模型里，肠道菌群对 PD-1 免疫疗法是否起效起到了决定性作用。注意，不是简单的影响，而是极其重要的作用！肠道菌群如果有问题，免疫疗法压根没效果。

动物模型的数据一发表，所有人立刻都在追问同一个问题：患者也是这样吗?

答案是肯定的。

又经过3年的研究，2018年，对患者的研究结果再次在《科学》杂志发表，证实了肠道菌群在人体抗癌治疗中的重要作用。

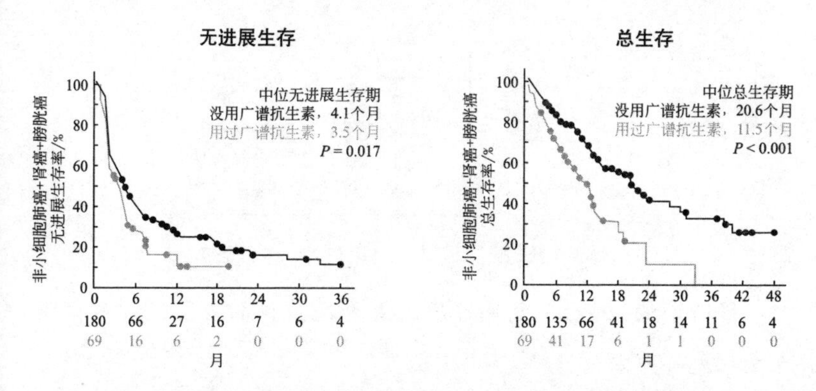

用过广谱抗生素的患者接受免疫治疗效果更差

法国的科学家发现，如果肿瘤患者在免疫治疗前后（治疗前两个月或治疗开始后一个月）使用过广谱抗生素，让体内菌群尤其是肠道菌群紊乱，免疫治疗效果就非常差。无论是无进展生存期，还是总生存期，都显著低于没有使用广谱抗生素的患者。这说明一个健康完整的肠道菌群环境，对于抗癌免疫治疗是非常重要的。

来自美国的另外两项研究也得出了类似的结论。

很有趣的是，肠道菌群的效果是可以移植的。在实验室里，我们可以把老鼠从小养在无菌环境中，然后再通过粪便移植（其实应该叫粪菌移植）的办法，把外界的菌群转到老鼠身上，做各种研究。

科学家发现，如果把临床上响应PD-1免疫疗法患者的粪便

（理论上包含了“优质菌群”）移植到得了肿瘤的老鼠身上，那免疫药物效果也更好。相反，移植了临床上不响应 PD-1 免疫疗法患者粪便，也就是有“劣质菌群”的老鼠，也不怎么响应免疫疗法。

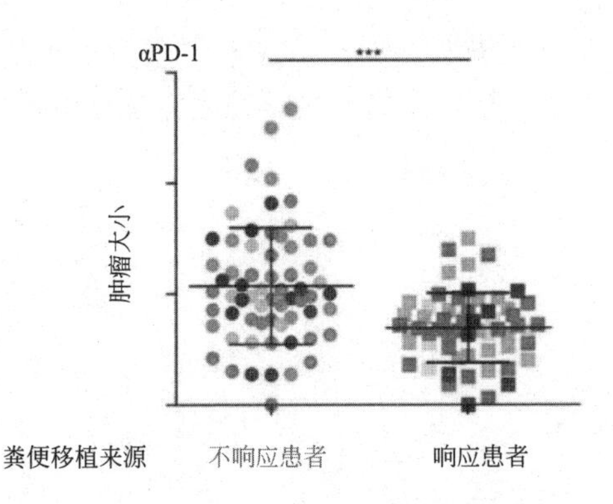

移植了响应 PD-1 免疫疗法患者粪便菌群的老鼠，肿瘤模型也响应免疫疗法

很显然，“优质菌群”能显著增强免疫疗法效果，而“劣质菌群”就不行了。那么问题就来了，到底什么是“优质菌群”呢？

这个最重要的问题，我们却回答不了，因为三篇论文居然找到了三种截然不同的“优质菌群”！

法国人找到的是嗜黏蛋白阿卡曼氏菌，美国北部研究小组找到的是长双歧杆菌、产气柯林斯菌和屎肠球菌，而美国南部研究小组找到的却是瘤胃球菌。

三篇文章找到的优质菌群居然毫无交集？

从这些文章发表开始，到底什么是能提高免疫治疗效果的优质菌群，就一直充满争议，直到今天都依然没有结论。我个人认为，大概率压根就没有标准的“优质菌群”。不同的人、由于生活环境和饮食习惯等不同，适合的“优质菌群”也是不一样的。

这或许就像社会里没有标准的“优秀人才”。不同的地方，对人才定义和需求是不同的。在深圳这样的大城市，工程师工资高，受欢迎，但到了农村，他们很可能不如会种地的农民贡献更大，而如果到了原始森林，最优秀的人才就变成了野外生存高手，无论工人还是农民都很难养活自己。

关于“优质菌群”的争论肯定还要持续很长时间，研究也都还在热闹地进行。但我觉得大家要关注，或许压根不是任何一类具体微生物，而是肠道菌群的丰富度和多样性！

刚才提到，三篇《科学》论文找到的优质菌群截然不同，但是，它们有一个惊人一致的结论，那就是肠道菌群的多样性越好，免疫治疗效果越好！

在免疫治疗之前，肠道菌群种类丰富的患者，体内免疫系统状态更好，后续肿瘤免疫效果也更好。

后续中国的研究也证明了这一点。比如，2022 年上海胸科医院的陆舜教授团队发表论文，发现接受 PD-1 免疫治疗的肺癌患者，肠道微生物多样性高的，免疫治疗效果更好，无进展生存期也更长！

就像一个和谐健康的社会中，肯定人是很多元化的，各种职业，各种兴趣爱好的人都和谐共存，互相支持。如果只有几个职业发展好，其他都养不活自己，那肯定不行。一个健康的肠道菌群，看起来也是如此：多元化的，才是最健康的。

看到这里，大家最关心的问题肯定是：怎样能让我的肠道菌群更多样一点，更优质一点？

很多人都问我：菠萝，我是不是应该吃点益生菌呢？

确实，肠道菌群对免疫功能的重要性被发现后，益生菌的概念更火了。很多癌症患者开始吃益生菌，卖得最好的包括鼠李糖乳杆菌、双歧杆菌、乳酸菌、乳杆菌等。大家希望吃了能调节身体，患者尤其希望增加免疫治疗的效果。

那到底有没有用呢?

怎么说呢，某些情况有点用，但远没有宣传得那么有用，对癌症患者而言，甚至可能有害。

一方面，补充益生菌确实可能降低某些治疗的不良反应，比如化疗引起的腹泻。有需要的话，在医生指导下大家可以适当补充。

但另一方面，现在任何人斩钉截铁地告诉你:“吃这个益生菌肯定能抗癌！”，都是忽悠。因为还没有任何大型临床试验证明了补充益生菌能增强治疗效果，无论是缩小肿瘤，还是延长生存期。

我和做生意的没有仇。说实话，如果真的有证据支持，我也很想带货卖益生菌啊!

有人可能会想:益生菌即使没啥好处，应该也没啥坏处。要不还是干脆随便吃点儿，万一有用呢?

还真不是肯定没坏处。

首先是劣质产品的风险，大家肯定还记得当年的三鹿奶粉。吃进嘴里的东西还是谨慎点儿好。

更重要的是，如果菌群多样性才是健康免疫的关键的话，那大量补充单一的益生菌，反而很可能减少多样性，负面影响免疫系统。

大家可以把肠道想象成一片土地，微生物就像这片土地上的生物。持续补充某一种益生菌，就有点像在土地上持续播种同样的种子，对提高多样性并没有帮助，反而有可能让生态变得单一。最近几年，一到春天，好多城市上空就飘扬着让人头痛的杨絮，已经成了一种污染。这背后就是因为多年来推广栽种单一物种:雌性毛白杨！毛白杨长得快，抗虫害，非常适合城市道旁绿化。但只种毛白杨，方便倒是方便，但生态多样性就很差，显然不是最好的。

还是拿人类社会做比喻的话，老师对社会有好处，是“益生职业”，厨师也是“益生职业”，但如果大量增加老师或者厨师数量，社会就一定会变得更好吗？当然不是。职业得多样化，干啥的都有，才会和谐。

补充单一益生菌的价值，不仅理论上受到质疑，试验数据也不支持。

首先，临床患者的数据并不支持补充益生菌能提高免疫治疗效果的说法。

更引起大家警惕的是，有动物试验发现，补充常见的益生菌类型，比如双歧杆菌或乳杆菌，不仅没有提高免疫治疗的效果，反而让肿瘤长得更快。

所以，癌症患者补充益生菌一定要谨慎。我的建议是，如果不需要吃，就先别吃。

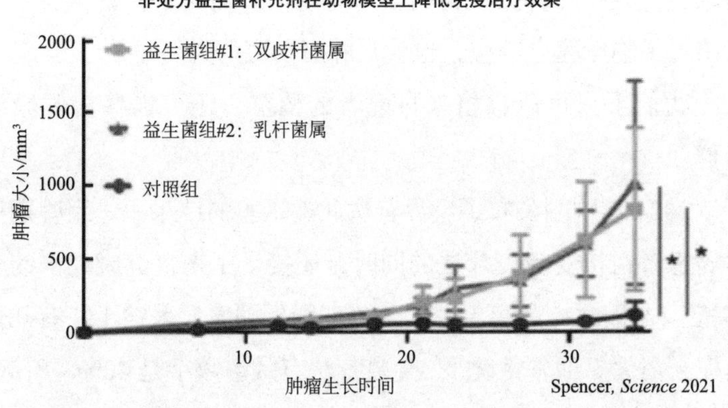

补充了益生菌的老鼠反而响应免疫疗法更差，肿瘤长得更快

如果补充益生菌不能提高菌群多样性，那还能做什么呢？

粪菌移植是个选择。虽然名字听起来有点诡异，但它已经被临床初步验证了。

前面说过，粪菌移植能在老鼠身上模拟不同患者的肠道菌群，但其实人也可以通过这样的方法改变菌群结构。有人想到，既然菌群和肿瘤免疫直接相关，虽然我们不知道什么样的菌群最好，但能不能把免疫治疗效果好的病人的菌群移植给其他患者，提高他们的菌群质量，提高免疫治疗效果？

2020 年的时候，《科学》杂志连续发表了两篇文章，显示这个思路很可行！

临床研究中，20 多位对免疫治疗耐药的肿瘤患者吞下了数十颗特殊的药丸，里面不是别的，正是来自对免疫治疗响应好的患者的冷冻粪便。大家可能觉得有点恶心，但其实粪便胶囊没有特殊颜色，或特殊气味，和普通药物没啥区别。

让人兴奋的是，在吃了特殊胶囊后，这些本来免疫治疗无效的患者，其中一部分还真的就对免疫治疗响应了！甚至有个别患者出现了临床完全响应，也就是肿瘤彻底消失。

我们不只可以移植来自患者的菌群，还可以移植健康人的菌群。

2024 年刚刚公布了世界首次此类试验的结果。一组晚期黑色素瘤患者在接受免疫疗法的同时，还接受了来自健康人群的粪菌移植。结果 65% 的患者使用免疫药物后肿瘤显著缩小，有几位肿瘤完全消失。通常情况下，免疫疗法有效率数字是 40%。看起来，移植优质肠道菌群，真有可能提高免疫治疗效果。

这些都是积极的初步结果，更大规模临床试验已经开展，就等着看数据了。

还有什么能做的吗？

当然，我们还可以调整饮食结构。这是每个人都能做，且对肠道菌群影响最大的变量之一。

我们每个人肠道菌群受到很多因素的影响，包括内在因素，比如性别、年龄，以及遗传基因，这些都是无法改变的，但它也受到很多外界因素影响，比如地理环境，还有各种药物，尤其是抗生素，然后就是饮食。

有对照研究比较过，让主要吃素的非洲人使劲吃美国油炸食品，或者反过来，让垃圾食品爱好者改吃素食为主，结果仅仅两个礼拜，他们的肠道菌群组成就发生了极大改变，几乎完全颠倒，这说明饮食对菌群的影响是快速而有决定性的。

如果只能给大家一个饮食建议，那我会说多吃富含膳食纤维的食物。

我们经常说要多吃蔬菜等含膳食纤维多的食物。为啥呢？一方面是促进肠道蠕动、减缓血糖吸收速度等直接原因，另一方面是因为这些纤维可以作为肠道内有益菌群的食物，促进有益菌的生长，从而改善肠道微生态环境，增强免疫力。至少动物研究已经证明，高膳食纤维食物能提高肿瘤免疫治疗的效果。

无论有没有生病，根据膳食宝塔原理，蛋白质、脂肪、碳水、蔬菜、水果、肉类……什么都吃一点儿，尤其多吃点含纤维素多的食物，更可能养出多样化的菌群和平衡强大的免疫系统。

菌群棒棒，身体才能棒棒！

第四章
凡事皆是免疫治疗

☼ 化疗也是免疫治疗

“化疗就是毒药！”“化疗是西医谋财手段！”“化疗死得更快！”这样的文字在网上随处可见。

由于癌症治疗的复杂性，没有任何疗法能保证 100% 有效，所以我一向支持患者（和家属）自己决定治疗方式，然后自己承担选择的后果。但有个前提，那就是大家的选择建立在充分、准确、透明的信息上。如果充分了解化疗后，权衡利弊，选择其他疗法，我觉得应该被尊重。但如果连化疗怎么起作用都不知道，甚至连化疗和放疗有啥区别都没搞清楚，仅凭网络流言，就弃之而选择民间偏方，我觉得非常不值。

化疗真的一无是处吗？

显然不是。任何治疗都是评估风险收益比，虽然有明显不良反应，但每年从化疗获益的人依然不计其数。血液系统癌症、儿童实体瘤、睾丸癌、卵巢癌等，是效果最好的一些亚型。

但我要说化疗能激活免疫系统，恐怕很多人会说：“菠萝，这有点太扯了吧？”

众所周知，化疗之所以被人诟病就是因为不良反应大，包括对免疫系统的破坏。下面一幅漫画非常形象地展现了大家对化疗这个副作用的恐惧。

确实，化疗药物常见不良反应之一就是“骨髓抑制”：由于骨髓里造血干细胞功能被破坏，而导致免疫白细胞、红细胞、血小板等急剧下降。所以，大剂量化疗会损伤免疫系统是事实。

但事物都有两面性。最新数据显示，化疗如果使用恰当，尤其是剂量相对低的时候，反而能帮助免疫系统攻击癌症。

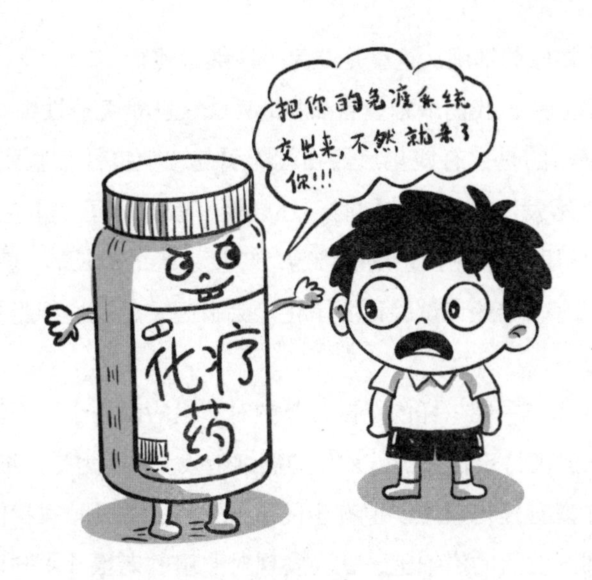

普遍认为化疗药会降低免疫系统功能

这是怎么实现的呢?

有两个主要的途径：第一，化疗能引起“免疫性细胞死亡”。第二，化疗能改变肿瘤微环境，减少癌细胞对免疫系统的抑制。

先谈谈“免疫性细胞死亡”。

杀死癌细胞是治疗的目的。但很多人不知道的是，癌细胞具体是怎么死的也很重要。癌细胞有很多死法，目前已知的至少有十几种。而细胞死法不同，产生的结果迥异。

有些时候，细胞就像被暗杀，干干净净，悄无声息。

有些时候，细胞死亡过程中会传出信号，刺激周围更多细胞的生长，用来补偿损失！所谓野火烧不尽，春风吹又生，而且还长得更茂密了。

还有些时候，细胞死亡的时候，会释放抗原，激活免疫系统。这些激活的免疫细胞能识别和记住死亡细胞特征，然后到处搜索并消灭类似的细胞。这就是“免疫性细胞死亡”。

很显然，我们最希望癌细胞的死法，就是免疫性细胞死亡。

很巧的是，有些化疗药物就能引起“免疫性细胞死亡”。它们在杀死大量癌细胞的同时，还顺便“教育”了一下免疫细胞，让它们帮助去扫荡残余的癌细胞。免疫系统最擅长的，就是补刀。

曾有一个经典试验证明了化疗会引起“免疫性细胞死亡”的存在。

有两组一模一样的老鼠，其中对照组啥都不干，而试验组则提前注射被特定化疗药已杀死的癌细胞残渣。因为是死细胞残渣，老鼠并没有任何反应。但有趣的事儿来了：过段时间我们给两组老鼠都注射活的癌细胞，就会发现对照组的老鼠长了肿瘤，但提前接种过癌细胞残渣的老鼠，则没有肿瘤。

化疗杀死的癌细胞碎片，保护了老鼠，抵御了更多癌细胞生长！也就是说，化疗药在杀死癌细胞的同时，还顺手给老鼠接种了“癌症疫苗”。

不同化疗药物引起“免疫性细胞死亡”的能力差异巨大。有些药物虽然杀死癌细胞能力很强，但激活免疫系统能力一般。有趣的是，几种应用最广的化疗药物，包括多柔比星，米托蒽醌，奥沙利铂，环磷酰胺，硼替佐米等，正好都能有效诱导“免疫性细胞死亡”。

这是巧合还是说其实这是它们临床疗效比较好的关键？

化疗帮助免疫系统的第二种方式是改变肿瘤微环境，减少癌细胞对免疫系统的抑制。这本书前面我们聊过，癌细胞要在体内生长，就必须逃离免疫系统的监视。

癌细胞主要有两个办法，一个是误导，隐藏自己是坏人，让免疫系统不认识，或者通过激活免疫检查点等方式，让免疫系统误认为自己是好人，认识了也不攻击。另一个是躲猫猫，在自己身边安插大量抑制免疫系统的细胞或者因子，让免疫细胞根本进不来。

化疗对癌细胞这两种迷惑免疫系统的方法都能改变。

刚才提到，化疗能在杀死癌细胞的同时，暴露癌细胞的特征，帮助免疫细胞识别。同时，它还可以杀灭癌细胞周围那些抑制免疫系统的细胞，改变肿瘤微环境，帮助已经整装待发的免疫细胞发动攻击。

这种改变肿瘤微环境的效果，就是化疗的“免疫修饰功能”。

因此，化疗并不像破坏免疫系统那么简单，而是一把双刃剑。一方面，长期使用会抑制免疫细胞和造血系统，但另一方面，有些化疗药物在合适情况下也能帮助免疫系统更好地攻击肿瘤。

随着免疫疗法的兴起，大家越来越重视化疗对免疫系统的正向作用。

现在化疗和 PD-1 免疫药物联用已经很常见。很多时候，联用比单独化疗，或者单独免疫治疗效果都更好，现在已经在肺癌等领域发挥了积极作用，逐渐成为标准选择之一。

在免疫治疗时代，化疗的使用方式也在发生改变。由于化疗对免疫系统是把双刃剑，大家希望在保持化疗对免疫系统的激活作用的同时，尽量减少不良反应。怎么实现呢？有人提出减少化疗的剂量和频率。

传统化疗目的是尽量杀死更多的癌细胞，所以往往追求剂量尽量大，自然毒副作用大。但如果使用化疗的目的还有“激活免疫系统”，那就可能不需要把量用到那么极端。如果找到合适的化疗剂量，足以激活免疫，又不过度杀死免疫细胞，那将是功德无量。

在患者进行治疗的过程中，当化疗与免疫治疗联合使用时，化疗的剂量调整取决于多种因素，包括癌症类型、治疗方案和患者的个体情况。医生会根据这些因素进行剂量调整，以实现最佳的治疗效果和最小的不良反应。

希望大家以后不再简单地问："化疗有没有效？"

这是个错误的问题，回答"有"或者"没有"，都毫无意义。因为答案很简单：对一些人有效，对一些人无效。

这个问题，就像非要问"春晚好不好看？"答案肯定是，有人觉得好看，有人觉得不好看。

真正应该问的是："我们怎么才能扬长避短，把化疗用得更好（或者把春晚办得更好）？"

放疗也是免疫疗法

大家熟悉的癌症治疗方法，除了化疗，还有放疗。大家可能想不到，放疗也和免疫系统有关系。

所谓放疗，顾名思义，就是采用放射线来治疗肿瘤。放疗和化疗极易混淆，但它们的原理和适应证都大不相同，放疗和手术更类似，主要是局部疗法。正是因为这个原因，新型放疗经常被取名叫 XX 刀，大家经常听到的伽马刀、射波刀、TOMO 刀啥的，其实本质都是放疗。

在癌症治疗中，放疗应用极其广泛。不同瘤种，从早期到晚期，医生都会考虑放疗方案。

不同情况下，使用放疗的目的也不同。

（1）无法手术的早期肿瘤。早期肿瘤体积或位置不适合接受手术，或患者因为健康状态、个人意愿无法进行手术，这样放疗就成为了优先方案。

（2）手术后用放疗来消灭残存的癌细胞，避免复发。

（3）肿瘤太大，先用放疗（临床上经常结合化疗）缩小肿瘤，再进行手术。

（4）针对性治疗转移病灶，比如转移到脑部或肺部的少数肿瘤。

（5）减轻患者症状，比如肿瘤堵塞气管时，可以用近距离放射治疗来缩小和消除肿瘤，减轻痛苦。

放疗拥有悠久的历史，早在1896年，德国物理学家伦琴就发现了X射线。由于它能携带高能量、穿透人体组织，几个月后，开始有医生用X射线检测癌症，3年以后，瑞典医生便开始用它来治疗肿瘤，效果不错，这就是放疗的开始。

因为放疗在杀伤癌细胞的同时，也会波及健康细胞，所以放疗也是有不良反应的。

放疗的部位决定了放疗不良反应。常见疲劳、恶心呕吐，食欲和体重下降，照射区内皮肤问题（如红肿、水疱、脱皮等），这些不良反应会在治疗后消失。

正因如此，放疗一步步进化得越来越“精准”，如调强放疗（IMRT）、立体定向放疗（SBRT）、伽玛刀等放疗技术，就能做到让正常组织受到更小的伤害。

质子疗法也属于放疗，只不过放射源不同而已。质子疗法的优势是不良反应小，但缺点是价格昂贵，所以性价比不高，绝大多数肺癌患者没必要使用质子疗法。

除了用大型仪器来照射的“外部放疗”以外，前文提到，为了减轻气管堵塞等症状，会用到“近距离放射治疗”。治疗时，医生会将微型放射性源放置到接近肿瘤的地方，射线射程变短，于是肿瘤周围的正常组织受照剂量也变得更低。

一直以来，放疗都被当作和手术一样的局部治疗手段，但最近20年，对于放疗最大的一个认知突破，就是发现它并不仅是局部，而是也和免疫有密切的联系。

给大家讲个故事，1999年，瑞士一位83岁的老妇人确诊晚期肾癌，肾上肿瘤达6厘米，且转移到了肺部和淋巴结，因为她身体虚弱，且患有糖尿病、心脏病，无法手术，所以医生决定采用立体定向疗法来攻击肾上面的巨大肿瘤。

两年后，老妇人还活着，肾上的肿瘤还是6厘米左右，但是肺部的转移肿瘤却神奇地全部消失了！

大家都很疑惑，这是为什么呢？明明没有照射转移病灶，怎么肿瘤会消失了呢？

这样的案例不止一个，随着越来越多的例子在全世界各地出现，科学家开始深入研究，然后才逐步意识到，原来，放疗也是一种免疫疗法！

刚才说过有些化疗药可以引起特殊的细胞死亡形式，称为“免疫性细胞死亡”，也就是杀死癌细胞的同时，让癌细胞破裂释放出肿瘤抗原，激活免疫系统。研究发现，原来放疗也可以！放疗杀死癌细胞，也属于“免疫性细胞死亡”。

同时，也和化疗类似，放疗也可以改变肿瘤的微环境，使其更有利于免疫细胞进入，增强杀伤效果。

像瑞士老妇人这种局部放疗引起其他地方肿瘤缩小的现象，现在有个专业名词叫“放疗远端效应”：照射一个肿瘤病灶，结果没有被照射的远处肿瘤也变小了！

放疗远端效应的出现，就是因为放疗局部杀死癌细胞，就像给身体接种了“癌症疫苗”。被放疗杀死的癌细胞，激活了体内的免疫反应，从而对身体更多地方的肿瘤进行打击。

如果放疗能激活免疫，那么放疗和免疫药物组合，会发生什么呢？会有 1 + 1 > 2 的效果吗？至少在动物模型中，答案是肯定的。放疗联合 PD-1 抑制剂，可以显著提高肺癌的治疗效果。放疗还可以减少肿瘤负荷，释放更多的抗原，增强 CAR-T 细胞治疗的效果。

人体临床研究也初见成效。

比如在软组织肉瘤的 2 期临床试验中，放疗和免疫检查点抑制剂联合使用，显示出积极效果。6 名患者手术前接受了这种联合疗法，结果其中 4 名（67%）在手术后取出的组织病理检查中，几乎找不到肿瘤细胞了，说明在手术之前，放疗与免疫治疗的联合，就基本清除了癌细胞，这是以前非常罕见的结果。放疗＋免疫检查点抑制剂＋手术，有望实现根治。

由于化疗和放疗都可能产生“免疫性细胞死亡”和激活免疫系统的效果，因此免疫＋放疗＋化疗也是一种很主流的联合方案。

在一些小规模研究中，食管癌、小细胞肺癌、结直肠癌等平时光靠放疗和化疗效果不理想的肿瘤，加上免疫治疗后，都看到了新的希望。

这类复杂组合疗法的临床研究，需要关注的不只是疗效，还有不良反应。因为疗法的联合，不仅能叠加疗效，也能叠加副作用。很多联用方案最终失败，不是因为不能缩小肿瘤，而是患者无法承受不良反应。

由于放疗和化疗都有明显的不良反应，在联用的时候如何调整治疗剂量和方案，提高疗效的同时，控制不良反应，也是目前研究的重点。

总之，即使放疗这样的所谓传统癌症治疗手段，依然拥有蓬勃的生命力和重要的位置。随着免疫疗法的兴起，当技术、理论和操作方法不断更新，它在未来的癌症治疗中的地位反而更加不可或缺了！

靶向药也是免疫治疗

世界上第一个针对癌细胞基因突变的靶向药物是啥？

2001 年上市的格列卫。

目前长期疗效最好的靶向药物是啥？

还是 2001 年上市的格列卫。

它针对的是白血病特有的 BCR-ABL 融合突变基因。单凭这一个药，就让慢性粒细胞白血病患者 5 年存活率从 30% 一跃到了 90%。

长期跟踪结果显示，如果用药两年后癌细胞检测不到的话，患者 8 年生存率高达 95.2%，和普通人群无统计学差异，死亡的 4.8% 里多数为意外，和癌症无关。

所以，格列卫是当之无愧的“神药”。

我的好朋友刘正琛，就是格列卫的受益者。他当年以优异成绩考入北京大学金融数学系，毕业后又进入北大光华管理学院硕博连读，本来一帆风顺的道路，却遭遇了骤然降临的灾难。2001年，正琛突然被诊断为慢性粒细胞白血病，医生告诉他只有30%的机会能活5年。对于刚满20来岁的年轻人，这是个极其沉重的消息。

但他也很幸运，因为2001年，正好赶上了格列卫的出现。正琛成为全中国最早尝试格列卫的患者，结果出现了奇迹。20多年后，他依然健康地活着，并且创立并领导着中国最大的公益机构之一：北京新阳光慈善基金会。从成立到现在，已经直接资助患者费用上亿元，并且在病房学校，政策推动，国际交流方面做了很多的事情。

毫无疑问，格列卫救了正琛的命，所以我有时开玩笑说他是在合适的时间，得了一种合适的癌症。

但仔细想想，格列卫的长期效果这么好其实有点奇怪！因为几乎所有的靶向药物，都面临一个巨大的挑战，那就是耐药性。

短期疗效好的靶向药很多，比如肺癌里常用的EGFR靶向药，ALK靶向药，KRAS靶向药，BRAF靶向药等，通常一开始疗效都非常好，但几乎无一例外会在一段时间后出现抗药性，短的几个月，长的几年。抗药性的出现，通常是由于肿瘤发生变化，比如出现新的基因突变，导致靶向药失效。因此，通常单凭靶向药物，很少能让患者长期生存。

格列卫例外。

虽然也有患者对格列卫产生耐药性，但相对别的靶向药物来讲，比例低了很多。很多患者真的就仅仅依靠这一种靶向药物，把癌症变成了慢性病。

这是为什么呢？慢性粒细胞白血病细胞为什么不对格列卫耐药呢？

这件事儿引起了科学家的关注，所以开始研究它。但早期的两项研究结果，让大家更加迷茫。

结果1：格列卫其实无法杀死所有突变的白血病细胞，患者体内长期有癌细胞残留。

结果2：有患者使用格列卫一段时间后，由于种种原因停药。但这些患者中仍有很大比例长期存活，癌症不复发。

结果1和结果2放在一起，就非常不合理。如果格列卫不能杀死所有癌细胞，那么按理说停药后肯定会复发。但为什么没有发生呢？难道人体内有什么东西在停药后还能继续控制癌细胞？

后续的两项研究提供了线索。

结果3：使用过格列卫后，患者体内针对癌细胞的免疫细胞数量大大增加。

结果4：在动物模型中，如果去掉动物的免疫细胞，那格列卫的疗效就会大打折扣，癌症频繁复发，无法长期存活。

把结果3和结果4放在一起，得出了一个让人意外但又非常重要的结论。那就是格列卫能激活免疫系统对抗癌细胞！

人类开发出来的第一个针对癌细胞突变的靶向药物，居然意外也是个免疫药物！

这绝对是无心插柳。

研发格列卫的时候大家一心只想把突变的癌细胞弄死，并没人关心对免疫系统有什么影响。这个药上市产生特别好的疗效，大家理所应当认为主要因为药物能很好地抑制 BCR-ABL 突变基因，从而彻底杀死白血病细胞。

但显然，除了能杀死癌细胞以外，格列卫还能同时激活对付癌细胞的免疫系统。

靶向＋免疫，双剑合璧，所以格列卫才成为了“神药”。

当然，格列卫耐药比例远低于其他靶向药物，原因大概率也不止一个。血液中药物分布更均匀，慢粒癌细胞生长比较缓慢，癌细胞本身的异质性更低等，或许都有贡献。但免疫细胞能干掉残余癌细胞，肯定是阻止癌症复发，让患者长期生存的最大功臣之一。

格列卫激活免疫系统，属于瞎猫撞上死耗子。但无所谓，因为前辈说过：不管黑猫白猫，抓住老鼠就是好猫。药嘛，好用就行。

像格列卫这种靶向药也是免疫药的情况还不是个案，随着对癌症和免疫系统关系的研究越来越多，我们发现不少靶向药物其实都能影响免疫系统！

不信咱们再来看第二个例子。

黑色素瘤，很多是由于另一个基因：BRAF 的突变导致的，因此药厂开发了针对 BRAF 突变的靶向药物。

上市的 BRAF 靶向药物效果不错，把患者 2 年生存率从 15% 提高到了 38%。和格列卫故事类似，大家都以为这俩药物作用机理就是抑制突变的 BRAF 基因，杀死癌细胞。但某一天，几个科学家灵机一动，说咱们看看用药前后，肿瘤里的免疫细胞情况吧？

结果他们被震惊了！

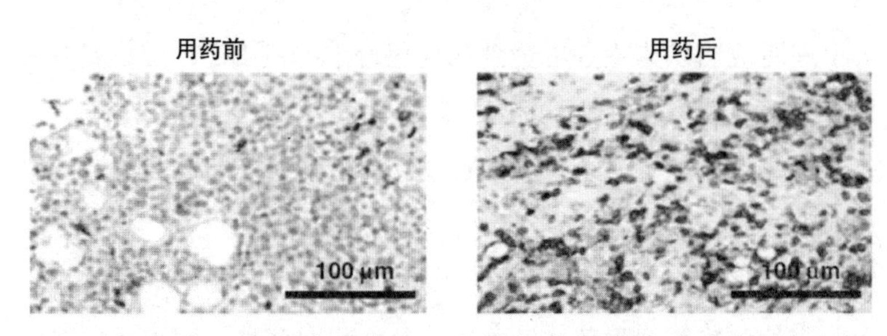

BRAF 靶向药治疗后，大量免疫细胞进入肿瘤

大家可以明显看到，用药前，黑色素瘤里面主要是癌细胞（一个蓝色小点就是一个癌细胞），少数免疫细胞（棕色）即使有心杀敌，力量对比也过于悬殊，显然力不从心。但使用 BRAF 靶向药物后，大量免疫细胞进入肿瘤，包围了癌细胞，积极开战。

因此，BRAF 靶向药物，除了直接杀死黑色素瘤细胞，还能发出信号，召唤免疫细胞进入肿瘤。

还有更新的例子。

异柠檬酸脱氢酶 1，英文缩写是 IDH1，是细胞代谢中关键蛋白，对细胞能量供应非常重要。IDH1 基因突变在多种癌症中都有发现，包括肝内胆管癌、脑胶质瘤和急性髓系白血病。突变的 IDH1 对肿瘤生长不可或缺，因此近年来开发了多款 IDH1 靶向药，临床数据也证明了这些药可以减缓肿瘤生长，延长病人生存期。

大家一直也以为这就是一个常规的靶向药故事，通过抑制突变的 IDH1 蛋白活性，控制肿瘤生长。没想到 2024 年美国的科学家在《科学》杂志发表了论文，颠覆了这个认知。他们发现，在正常动物肿瘤模型中 IDH1 靶向药效果很好，但如果把动物的免疫系统去除，IDH1 靶向药效果就大打折扣。奇怪，一个靶向药起效与否，居然要依赖免疫系统！？

更多后续研究发现，原来这个靶向药抑制突变的 IDH1 蛋白后，不仅能直接抑制肿瘤生长，还会在肿瘤细胞内部模拟出一种“被病毒感染”的信号，这会在体内激活先天免疫信号，以及诱发下游更剧烈的、由 T 细胞介导的抗肿瘤免疫反应。

IDH1 靶向药，本质上更是一种免疫药物。

大家陆续又发现了更多类似的能增加免疫细胞进入肿瘤的靶向药，它们统一被称为“促免疫型靶向药”。

但很多时候，单靠免疫细胞进入肿瘤还不够，因为很多免疫细胞进入肿瘤后，功能可能被快速抑制，进入“吃瓜群众”模式，只围观，不杀敌。这种情况下，使用免疫药物，比如 PD-1 抑制剂，进一步帮助免疫细胞开始攻击。或许能产生更好的效果。

用靶向药把免疫细胞引入肿瘤，用免疫药激活免疫细胞开始攻击。这幅画面，想想就让人觉得兴奋。

现在走在最前面的靶向和免疫联合方案，是抗血管生成的靶向药和 PD-1/PD-L1 免疫检查点抑制剂的联合。

比如，靶向药物贝伐珠单抗联合免疫药物阿替利珠单抗，获批一线治疗晚期肝癌。

靶向药物卡博替尼联合免疫药物纳武利尤单抗，获批治疗晚期肾细胞癌。

靶向药物仑伐替尼联合免疫药物帕博利珠单抗，获批治疗晚期子宫内膜癌。

“靶向药物”和“免疫疗法”联合使用具有双重意义。一方面，利用免疫疗法来降低靶向药物耐药的可能，另一方面，利用靶向药物来增强免疫疗法的效果。

随着对免疫的认识，现在用靶向药的时候，我们都必须要考虑对免疫系统的影响了。并不是所有靶向药物对免疫系统都有积极作用，有些明显是抑制免疫反应的。对于它们的最佳使用方法，我相信会越来越谨慎。

不管靶向药物，还是免疫药物，有效的就是好药，我们想寻找到最好的组合疗法。就像黑猫，白猫，抓住老鼠就是好猫，但我们最喜欢的是胖乎乎，黑白相间的熊猫！

第五章
提高免疫力

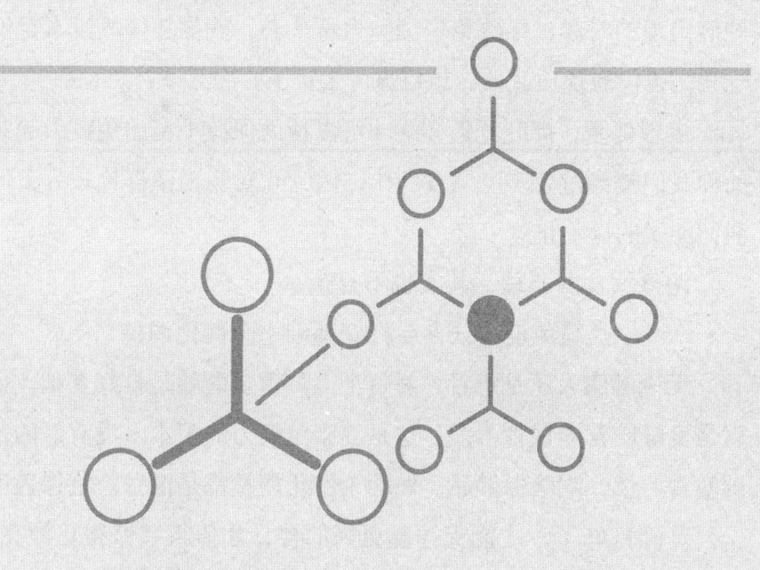

想要提高免疫力，应该怎么吃？

知道了免疫功能对抗癌的重要性，大家最常见的问题就是：怎么才能让免疫力好一点儿呢？

影响免疫力的有先天和后天的很多因素，先天的基因咱们改变不了，真正值得关注的还是能改变的后天因素。目前知道对免疫功能影响最大的四大后天因素是：饮食、心情、运动和睡眠。

咱们先讲饮食，因为它相对最容易改变。好的饮食不仅可以为免疫细胞发挥功能提供动力，而且还能改善全身免疫环境。反过来，营养不良或者不均衡会导致免疫功能受损，当病毒细菌或肿瘤出现的时候，导致免疫细胞力不从心，就像战场既没有足够士兵，也没有优质武器，想打赢可太难了。

道理都懂，那究竟怎样吃才可以帮助保持平衡的免疫力呢？前面我们提到过要多吃膳食纤维，因为它对肠道菌群比较好，但我们能做的远不止这一点。

调整饮食的原理，其实也不复杂。

提高免疫力饮食＝打好基础＋个性化调整

无论健康人还是患者，对每个人最重要的就是打好基础，也就是良好的营养饮食习惯，这是健康免疫力的根本。没有好的基础膳食习惯，吃啥保健品，做啥个性化调整都是浪费。就像盖房子，基础打好了，才能支撑起更高的楼，才值得装修得更漂亮。如果地基不牢固，不管在上面弄得多花里胡哨，最终都会倒塌。

打好基础，就是两个关键词：全面和均衡。

什么叫全面？就是身体需要的各种营养素都有。什么叫均衡？就是各种营养素的量保持平衡。没有任何单一食物或者营养素可以独自改善免疫力。比如，足够维生素 C 和维生素 D 对免疫力都很重要，但光靠吃很多维生素 C 或者维生素 D 的保健品就想显著提高免疫力是不可能的，如果剂量过高可能还有害。

到底怎么吃才是全面和均衡的呢?

按 6 个关键词给大家依次讲：主食、蛋白质、油脂、蔬菜、水果，以及坚果。

第一：主食

我们的生活中离不开主食，它是我们碳水的主要来源。米饭、馒头、面条、红薯、土豆等，总有一款适合你。为了免疫健康，主食就一定要多样。推荐少吃精白米面，多吃全谷物，最好至少占一半。

什么是全谷物？简单说就是没有经过精细加工的谷物，常见的有糙米、燕麦、藜麦、荞麦、大麦等。相比我们平时常吃的白米和白面，全谷物含有更多营养素，如维生素、矿物质、膳食纤维。膳食纤维能帮助调节肠道微生态环境，不仅帮助消化和营养吸收，还影响免疫系统功能。

实用小贴士

- 对于多数人而言，完全替换全谷物很难。大家可以尝试先混合，比如白米和糙米一起煮饭，或者白面加全麦面粉一起做馒头，逐渐增加全谷物比例。
- 增加主食多样化。米饭里可以混合不同的谷物、干豆类或者薯类做五谷杂粮饭，例如米豆饭、红薯杂粮饭等。

第二：蛋白质

蛋白质是免疫细胞生长和执行功能的重要原料。优质蛋白质能够提供人体所需的所有必需氨基酸。我们常说的荤菜都是优质蛋白质的来源，如肉蛋奶禽鱼虾蟹等。植物中的大豆及豆制品，还有藜麦，也是优质蛋白质的来源。

不推荐吃太多加工肉类，它本身是致癌物，会增加癌症风险。新鲜的红肉可以适量吃，只要不过度就好，红肉能给身体提供有益的营养素，比如易于吸收的铁，但吃得过多会增加身体炎症，对抗肿瘤免疫是不利的。

实用小贴士

- 每天都要吃新鲜优质蛋白，轮换安排：红肉（猪牛羊等）、禽（鸡鸭等）、水产（河鱼、海鱼、虾、蟹等）、大豆或豆制品（青豆 / 毛豆 / 黄豆、豆腐等）。
- 混合动物蛋白和植物蛋白。每周选择 1~2 餐将肉换成大豆或豆制品，例如豆腐、腐竹等。
- 尽量少吃腌制肉类，比如火腿、培根、香肠、腌鱼、熏肉等，过年聚会应个景就好，不要常规吃。

第三：油脂

油脂对免疫功能有显著影响。过多油脂，尤其是饱和脂肪和反式脂肪是不健康的油脂，会增加身体炎症，不利于免疫力。饱和脂肪含量高的油一般在常温下为固态，例如猪油。反式脂肪在食物中很常见，食物标签看到下列成分，就很可能含有反式脂肪：氢化植物油 / 棕榈油，人造奶油 / 黄油，植物奶油，奶精，固体植物油，代可可脂，植脂末等。

反之，富含 omega-3 的油脂有助于增强免疫力。很多坚果 / 种籽，还有深海鱼都是良好的 omega-3 脂肪的来源。

实用小贴士

- 做菜少放油，而且尽量用植物油，少用猪油、黄油等动物油。
- 做饭多用蒸煮炖快炒，少用高温油炸，因为容易产生反式脂肪。
- 坚果/种籽是很好的健康油脂来源，每天可以适当吃。牛油果从营养的角度，不算水果，而应该算优质油脂。

第四：蔬菜

蔬菜，尤其是颜色丰富的蔬菜，往往对免疫力有益，因为颜色都来自各种植物营养素。强烈推荐彩椒！它维生素C含量极其丰富（比橙子和猕猴桃都高！），而且蔬菜中丰富的膳食纤维也有利于肠道健康，增加菌群多样性，增强免疫力。菌菇是非常有益健康的食物，其中含有的多糖类物质，对肠道健康和免疫力都是有益的。

特别提醒，素菜不等于蔬菜！土豆、红薯、芋头、山药这些妥妥属于主食，玉米、老豌豆也基本应该当主食吃，不算蔬菜哦。

实用小贴士

- 每天吃至少500克蔬菜，多吃深绿、红色、黄色的叶/花类蔬菜（瓜类和茄子这些不要超过一半）。
- 尽量每餐都吃蔬菜，如果吃不下太多，可以试试一部分吃，另一部分打成蔬菜汁。
- 每周至少吃一次菌菇。

第五：水果

水果富含各种维生素和植物营养素，对免疫力很重要。每天吃一些维生素 C 含量高的水果，比如橙子、猕猴桃，以及黄酮类化合物高的水果，比如各种莓果。但要注意，现在水果越来越甜，含糖量不低，所以不是多多益善，每天的量大概 1 到 2 个自己拳头大小比较合适。

实用小贴士

- 果汁不能代替水果。尤其是过滤后的果汁会损失很多营养，比如纤维素等。即使鲜榨果汁，也不如吃完整水果更有益健康。
- 水果不能代替蔬菜，它们对免疫有益的营养成分不同。吃了水果还得吃蔬菜。
- 水果含糖高，不是多多益善，注意适量。

第六：坚果

坚果，比如核桃、开心果、大杏仁等，富含健康的油脂、膳食纤维，以及矿物质。它们对减少身体慢性炎症，帮助肠道健康以及免疫功能都是很好的。但要注意，不是吃越多越好，因为它们热量比较高，吃多了容易长胖。另外建议吃原味的，市面上很多都是用糖油盐来炒过，香倒是真香，但健康益处就打折扣了。

实用小贴士

- 每天吃一小把原味坚果。不同的坚果，可以混着吃或者换着吃。
- 种籽，比如葵花籽、芝麻、亚麻籽、南瓜籽、奇亚籽等也对健康很好，每天可以吃一小勺，按照自己的喜好随意混合。
- 坚果和种籽属于高热量食物，不是多多益善，要控制总量。

主食、蛋白质、油脂、蔬菜、水果、坚果，大家按照这 6 个关键词，逐渐操作起来的话，就给自己的营养健康打下很好的基础啦！祝大家免疫力超棒，吃嘛嘛香！

（本节孙凌霞为共同作者）

想要提高免疫力，应该怎么动？

要改善免疫力，除了调整饮食，还有个大家都能做的事儿就是运动。

运动与免疫系统之间的关系是一个长期大量研究的领域，早在 100 多年前，就有科学家发现跑马拉松的人血液里白细胞的含量有明显变化。甚至有一些研究发现，人运动以后再去打疫苗，产生的抗体似乎更多。

到了 1990 年以后，运动和免疫系统功能关系的科研变得很热门，数据积累越来越多。虽然研究方式五花八门，但整体结论是很清楚的：适当运动有助于提高免疫系统功能！

运动可以通过多种途径来影响免疫系统。

首先是促进免疫细胞的循环和数量。

运动能够增加血液和淋巴液的流动，这有助于免疫细胞（比如 T 细胞和自然杀伤细胞）在全身更快速、更有效地巡逻和识别病原体。白细胞的数量在运动后会短暂增加，这也能增强人体对感染的防御能力。临床上有时需要收集人的免疫细胞来治病，为了收集更多、更好的免疫细胞，有时医生会安排被收集人先适当运动一下，增加免疫细胞数量再来采集。

然后是减少慢性炎症。

慢性炎症与多种疾病的发病机制有关，如心脏病、糖尿病和某些癌症等。研究发现，规律性的适当运动可以帮助降低体内的慢性炎症水平，炎症标志物（如 C 反应蛋白）也会下降。

还有就是调节免疫因子。

运动可以动态改变一系列细胞因子，比如 IL6 蛋白的水平，来保持免疫系统的功能平衡。不仅有可能提高机体对抗感染的能力，还能避免过度的免疫反应（如自身免疫疾病）的发生。对于免疫来说，不是越猛越好，而是越平衡越好。

除了这些直接的机制外，运动还通过间接的方式积极影响免疫系统。

运动能减轻压力，运动能够帮助释放内啡肽，改善情绪，降低压力水平。

运动能增强代谢功能，有助于维持健康体重和调节血糖水平。

运动能改善睡眠，规律运动可以改善睡眠质量，而良好的睡眠对维持免疫系统正常功能至关重要。

总而言之，你的免疫系统就像一支训练有素的军队，时刻准备保护你的身体免受“敌人”——病毒、细菌等病原体的侵害。定期运动就像是给这支军队进行“军训”，让他们更加敏捷、反应更快。运动通过促进免疫细胞的循环、降低慢性炎症、调节压力和睡眠，以及改善代谢等各项功能，全面增强了免疫系统的功能。这些机制共同作用，使得运动成为一种很有效的提高免疫力的方式。

需要指出的是，想要提高免疫力，运动并非越多越好。

运动和免疫的关系是双向的：适量运动能够有效增强免疫力，而过度运动可能会对免疫系统产生负面影响。就像士兵过度训练会导致伤病，免疫系统也一样，不能无休止地高强度作战。

大家应该都有经验，做了一件特别累人的事情后，容易生病。

下图就是很经典的一幅图，显示了运动和上呼吸道感染之间的关系。上呼吸道感染多数是病毒引起的，也可能是细菌，所以是个很常用的免疫力指标。大家应该都有感受，同样的流感季节，同样到处都是病毒，就是有人容易中招，而有人看起来百毒不侵。统计发现，对于适度运动的人，上呼吸道感染风险能降低40%~50%，但如果运动过度，那免疫系统反而会减弱，感染风险会升高。

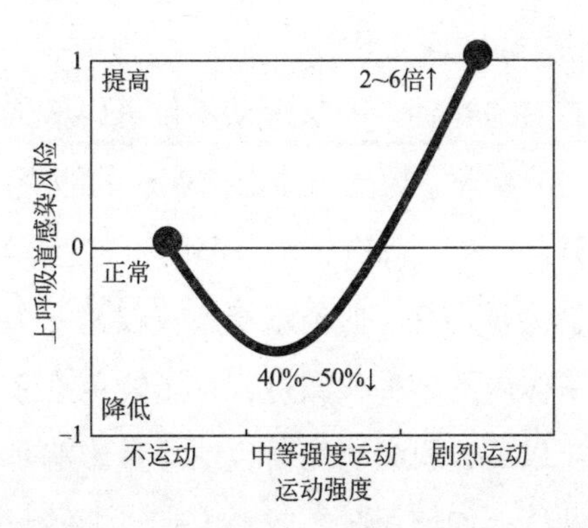

中等强度运动有利于免疫力，但剧烈运动有负面影响

比如，有人对2311名参加洛杉矶马拉松比赛的选手做了统计，发现跑完步一周后，13%的人都出现了上呼吸道感染症状，而对照组比例只有2.2%。跑马拉松的人，感染比例提高了6倍！

对852名德国运动员过去一年身体状况的研究发现，运动量最大的耐力组选手生病的概率高了两倍，压力显著更高，失眠情况也更严重。

为了进一步搞清楚高强度运动对健康负面影响的程度，国际奥委会还专门启动了项目，来收集和统计顶尖运动员们的情况。当然，“运动过度”的标准是相对的。同样是跑马拉松，对最顶尖的运动健将，免疫力可能并没有显著负面影响。

不管如何吧，对我们每个人来说，为了免疫力强大，总之就四个字：适度运动。

那具体什么样的运动适合我们这样的普通人提高免疫力呢？有6点实用的建议：

第一，保持适当运动强度。刚才说了，过度运动不利于免疫系统，没必要把自己搞得太累。建议从每周150min，每次30~45min左右的中等强度运动开始。

第二，坚持有氧运动。有氧运动不仅可以增强心肺功能，还能促进免疫细胞的循环，提高身体抵御疾病的能力。快走、慢跑、游泳、跳绳、骑自行车、跳广场舞，都属于有氧运动。

第三，重视力量训练。肌肉组织不仅仅是一个储存能量的器官，它还参与了体内的多种代谢过程，影响免疫系统的功能。尤其是在人过中年以后，肌肉功能对生活质量影响是决定性的。每周两次的力量训练，如使用哑铃或弹力带，能够帮助维持肌肉质量，支持身体健康。

第四，适当的柔韧性和平衡训练。瑜伽、太极、普拉提这些运动不仅有助于提高身体的柔韧性，还能够降低压力水平，改善心理健康。通过降低压力激素如皮质醇的水平，这些运动有助于增强免疫系统的功能。

第五，保持规律性。坚持每天做一点儿运动，比偶尔做一次高强度运动更有利于免疫系统的修复。

第六，重视营养和恢复。运动后，确保充足的休息和营养摄入，比如蛋白质，会有助于身体恢复并维持免疫力。

如果已经是肿瘤患者，还应该运动吗?

答案是肯定的。事实上，运动是一种重要的辅助治疗手段。它虽然不是药，但由于能全面改善身体机能，对癌症长期控制的贡献不逊于任何东西。只不过运动谁都能做，没法垄断，所以没人有动力来负责推广罢了。

患者的运动建议整体和普通人差不多，都是建议量力而行，循序渐进，并兼顾有氧运动、力量训练和柔韧平衡训练，充分利用不同运动方式对身体的积极影响。

但肿瘤患者也有需要特别注意的。

一方面，因为疾病或者治疗副作用原因，运动风险确实会更高一点，所以开始任何运动计划之前，应首先咨询医生或康复师，确保自己的运动计划适合当下健康状况。根据癌症类型、治疗阶段、身体功能和其他健康因素，大家需要个性化的运动。

另一方面，在运动中，要特别注意不适症状。如果出现疼痛、眩晕、呼吸急促或过度疲劳，应立即停止运动，并立刻与医生联系。同时，随着治疗的进行，需要不断调整运动计划。比如在化疗期间，肯定就应该减少运动量，避免过度疲劳。

关于运动和免疫，还有一点建议，就是不管是不是患者，都推荐大家加入一个运动的团体，或者参与集体运动，而不是一个人健身。一起打球，一起户外爬山，一起骑车，都是挺好的。

加入团体不仅可以增加运动的动力，帮助我们坚持，而且更关键的是能提供心理支持和交流平台。这些有助于减轻压力、焦虑和抑郁，也都对免疫系统和身体恢复有好处。运动的时候和队友聊八卦，本身就是很解压的。

我觉得跳广场舞是个好运动，就是因为每次我路过的时候，她们不仅跳得起劲，休息的时候唠嗑也很起劲，一看就特别开心！

总而言之，运动不仅能让人减肥，让人拍照发朋友圈，还真正能增强你抵御疾病的能力。适度而规律的运动，可以帮助你的免疫系统保持最佳状态，让它在面对病毒或细菌时更加从容不迫，同时也能帮助控制体内肿瘤细胞的生长。

所以，下一次当你迈出门去散步、跑步或进行任何运动时，记住，你不仅是在锻炼身体，还在为免疫系统进行“加油”。比起花钱买保健品，这才是真正有效的癌症预防！

情绪和免疫力

民间经常说有“癌症性格”：如果一个人经常怨气冲天，尤其是情绪抑郁，好生闷气，或者遇到极小的事就焦虑不安，心情总处于紧张状态，那就更容易得癌症。在科普的时候，我也经常被问到：压力大是不是致癌因素？

长期心情不好对健康当然不是好事儿，但这样的人真的更容易得癌症吗？

这件事儿还没有定论。

虽然不少动物试验证明，如果让动物陷入持续压力的状态，它们得肿瘤的概率确实会更高，而且癌细胞也更容易转移。

但人体的数据还有矛盾的地方。有研究发现焦虑、抑郁和更高癌症发病率有关，但近期对32万人的大样本数据并不支持这个结论。这项研究中，诊断抑郁或焦虑的人群，患癌症的整体风险，或者乳腺癌、结直肠癌、前列腺癌等常见癌症风险都和普通人群没有显著差异。

看来心情不好是不是会导致更多癌症，还得再争议一阵子。

但有一件事儿更确定，那就是对于已经患癌的人，心情和压力与治疗结果密切相关。**如果情绪消极，长期焦虑、抑郁，得了癌症治疗效果会更差！**

只要接触过癌症患者，就知道他们有情绪和压力当然不奇怪。事实上，患者有情绪压力问题的比例是普通人群的4倍以上。统计显示，长期处在情绪压力下的癌症患者，和心态平和的患者比起来，肿瘤复发率更高，生存率更低。

最近我的好朋友吴芳教授团队在顶尖的《自然·医学》杂志发表了一篇重要论文，证实了情绪压力与肺癌免疫治疗效果密切相关。

通过心理测试量表，他们把200多位准备接受免疫治疗的非小细胞肺癌患者分为两组，一半有焦虑或抑郁，另一半则没有心理问题。结果非常让人震惊：**治疗前就有情绪压力的患者，生活质量更差，治疗效果更差，而且活得也更短！**

免疫治疗的客观有效率，对照组是62.1%，压力组只有46.8%；

活过一年的比例，对照组是80.8%，压力组只有70.4%；

活过两年的比例，对照组是64.9%，压力组只有46.5%；

从下图能看出，中位无进展生存率差异更显著，对照组是15.5个月，而压力组只有7.9个月，整整差了一倍！

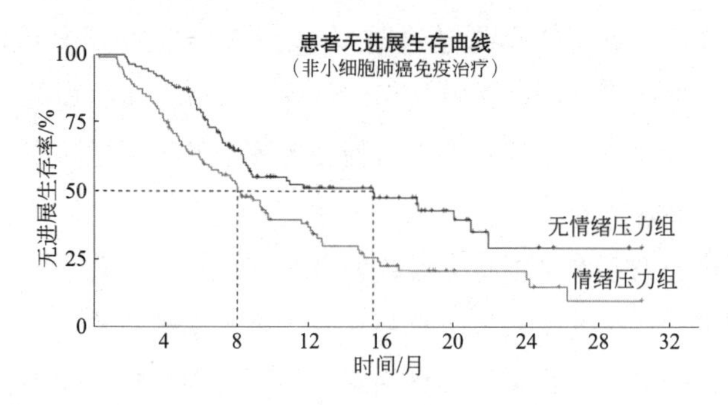

情绪压力小的患者，免疫治疗后效果更好

生活质量的差别也非常显著。有情绪压力的患者，不仅活得更短，而且活得更差。焦虑、抑郁的患者，更容易出现疲倦、疼痛、呼吸困难、失眠、食欲不振和便秘等各种症状，无论身体功能，情绪功能，认知功能，还是社会功能评分都更低。

心情，真的会影响抗癌效果！

问题来了，情绪压力到底是怎么影响癌症风险的呢？

主要是通过“神经—免疫”的互动通路。当出现情绪压力的时候，会激活下丘脑—垂体—肾上腺轴及交感神经系统，向身体释放出糖皮质激素、肾上腺素等激素。这些激素的一个重要功能，就是抑制免疫系统！很多对杀伤肿瘤细胞很重要的免疫细胞，包括免疫 T 细胞和自然杀伤细胞等都会被抑制。

大家肯定会问，情绪压力为什么要抑制免疫系统？其实，这是进化中对人的生存很重要的保护机制。

大家想想，在原始社会，没有老板，没有 KPI，那一个人什么时候压力最大？当然是真正面临生死存亡的时候！比如，我们的祖先走在回家的小路上，突然迎面看到一只老虎！

这个时候唯一重要的事儿就是保命，所以大脑立刻开始分泌各种因子，对身体各器官的功能进行调整：神经和肌肉要优先保证能量供应，因为要提高反应速度，赶快跑路，但人体的能量总数是有限的，有些这会儿不重要的器官就得歇着，比如消化系统，这会儿多吸收营养已经来不及了，然后就是免疫系统，比起对抗细菌和病毒感染，当务之急是先对抗老虎。没有人在被老虎吃掉的时候会想：还好，我免疫系统给力，没有发烧。

在现代社会，我们碰到野生猛兽概率当然很低，但情绪压力却一点儿也没减少，很多因素都能触发，家庭的，工作的，社会的。偶尔感到压力大并不要紧。事实上，时不时有点短期压力，比如要上台演讲，对刺激身体机能还挺好的。

真正的问题是，现代社会长期压力太大，持续出现抑郁焦虑的人显著变多了，包括孩子。长期出现情绪压力，也就意味着免疫系统长期受损，自然容易身体出问题，也容易失去对癌细胞的控制。

有情绪压力的肺癌患者，血液中的皮质醇浓度更高，这就是一种能强烈抑制免疫的应激性激素。这些人免疫治疗效果不好，也就可以理解了。

坊间经常说，有很多癌症患者是被吓死的。我以前觉得是耸人听闻，直到我亲自见到了几位平时很健康的人，在体检诊断为肿瘤后，吃不下睡不着，不到两个月就去世的案例，我开始意识到，精神的力量真的太重要了！

现在我们知道，大脑神经系统和免疫系统关系非常密切。精神垮掉，免疫系统也就垮掉了。免疫系统作为体内的警察，癌细胞的天敌，如果自己先崩溃了，体内当然也就陷入彻底混乱了。

吴芳教授团队这次的研究还有个很重要的结论，那就是治疗过程中，如果情绪压力得到缓解，效果会大大增加！

数据显示，对于刚开始有压力的患者，如果能在治疗过程中逐渐缓解，那治疗有效率和一直都没有压力的患者几乎是一样的。

无论是对比免疫治疗的客观有效率，还是无进展生存期，压力缓解的患者都比压力一直持续的那组几乎高了一倍。

这告诉我们，癌症患者的心理疏导非常重要！

刚诊断为癌症的时候，患者短期出现心理和情绪波动是再正常不过了，但我们要努力的，是让这件事儿不要持续，不要变成长期压力，不要长期抑制免疫系统。

或许最好的癌症治疗应该是“药物＋心理”的综合模式。

任何患者身边的人，如果能帮助他 / 她保持心情舒畅，那就是一种积极的治疗！我们不仅要化疗，还要“话疗”。医生的话术安抚，家人朋友的关心，都是非常重要的。

上个月有个北京的好朋友问我，爸爸得了中期的癌症，自己想接到北京来找大医院看，但爸爸坚持想留在老家治，自己很矛盾，到底应该怎么办？

我问了一下情况，发现并不属于疑难杂症，有标准的指南，所以我的建议是尊重老人选择，帮助他在老家找专家做规范治疗。老人在家乡亲戚朋友多，环境也熟悉，心情好，压力小，就相当于加了一种免疫治疗了！

前段时间我还和朋友聊到广西巴马。很多癌症患者会去那里，因为听说“水”和“地磁”不同，对身体很好。其实纯从科学角度，这些说法都是没有依据的。要说长寿，广西巴马人均寿命，或者 80 岁以上老人比例，都远没有上海和北京高。想看长寿老人，与其去广西巴马，不如来上海随便选个社区，老人管够。

但是，并不是说去巴马一无是处，因为那里已经成为了一个患者社区。很多人在那里寻找伙伴，大家一起抱团取暖，获得心理支持和内心平静。如果去巴马能让大家的焦虑得到缓解，降低皮质醇等激素的浓度，也的确可以带来积极影响，其实这就是所谓的“安慰剂效应”。

安慰剂效应，产生的是一种真实的效果。

缓解压力，也是科普最重要的意义之一。

肿瘤患者很多的焦虑和抑郁其实来自对疾病的不了解，大家以为癌症都是绝症，很快就不行了。但其实过去 20 年抗癌领域发生了翻天覆地的变化，很多人通过科学标准治疗，或者积极参与临床研究，实现了长期控制，甚至临床治愈。带瘤生存的人已经越来越多，很多癌症成了慢性病。

以前我以为科普的作用，就是给患者和家属带来实用的肿瘤治疗信息，比如该用什么药，该找什么医生。但科普了 10 多年，收到很多读者留言，我才发现科普最大的价值，其实是缓解焦虑。

通过科普，让患者多了解癌症的真相，了解康复患者的故事，就不会那么恐慌。人只要不恐慌，不仅更容易做出正确的判断，避免掉入骗局，而且免疫力也会得到保护，治疗效果就会更好！

从这个角度来看，科普才是增强免疫力的优质补品，比很多保健品性价比高多了，建议大家没事儿就多来点科普。

知识就是力量，让我们一起学习，一起致敬生命！

参考文献

[1] Dunn, G. P., Old, L. J., & Schreiber, R. D. (2004). The three Es of cancer immunoediting. *Annu Rev Immunol.*, 22, 329-360.

[2] MacKie, R. M., Reid, R., & Junor, B. (2018). Transmission of breast cancer by a single multiorgan donor to 4 transplant recipients. *Am J Transplant.*, 18(7), 1810-1814.

[3] Penn, I. (2005). Transmission of malignancy with solid organ transplants. *Transplantation.*, 80(1suppl), S164-S166.

[4] Cancer Research UK. (2012). On the origin of tumours.

[5] National Cancer Institute. (2023). Types of immunotherapy.

[6] Zitvogel, L., Kepp, O., & Kroemer, G. (2021). Systemic immunity in cancer. *Nature Reviews Cancer*, 21, 345-359.

[7] Hoption Cann, S. A., van Netten, J. P., & van Netten, C. (2006). The toxins of William B. Coley and the treatment of bone and soft-tissue sarcomas. *Iowa Orthop J.*, 26, 154-158.

[8] Wikipedia. (2023). Lloyd J. Old.

[9] Cancer Research Institute. (2023). CRI History.

[10] Mackaness, G. B. (1959). Effect of bacillus Calmette-Guerin infection on transplanted tumours in the mouse. *Nature*, 184, 291-292.

[11] Pearl, R. (1929). Cancer and tuberculosis. *Am. J. Hygiene*, 9, 97.

[12] Morton, J. J. (1928). On the pathological relations between cancer and tuberculosis. *Proc Soc Exp Biol Med.*, 26(1), 73-75.

[13] Zbar, B., & Tanaka, T. (1971). Immunotherapy of cancer: regression of tumors after intralesional injection of living Mycobacterium bovis.

Science, 172, 271-273.

[14] Rentsch, C. A., & Birkhäuser, F. D. (2021). 100 years of Bacillus Calmette–Guérin immunotherapy: from cattle to COVID-19. *Nature Reviews Urology*, 18, 611-622.

[15] Morales, A. (2018). Alvaro Morales: 40 years of Bacillus Calmette-Guérin, bladder cancer, and beyond. *The Canadian Urological Association Journal.*, 12(9S4).

[16] 国家卫生健康委《膀胱癌诊疗指南（2022 年版）》.

[17] Dvorak, H. F. (2020). The hallmarks of cancer are also the hallmarks of wound healing. *Sci Signal.*, 13(648), eaay8690.

[18] Wegmann, T. G., Lin, H., Guilbert, L., & Mosmann, T. R. (2012). Inducing tolerance to pregnancy. *New England Journal of Medicine*, 367(12), 1159-1161.

[19] Mold, J. E., & McCune, J. M. (2006). Mother's little helpers: mechanisms of maternal-fetal tolerance. *Nat. Immunol.*, 7(3), 241-246.

[20] Mohr, M. (2024). Immune checkpoint inhibitor use during pregnancy and outcomes in pregnant individuals and newborns. *JAMA Netw Open.*, 7(4), e245625.

[21] Pardoll, D. M. (2012). The blockade of immune checkpoints in cancer immunotherapy. *Nature Reviews Cancer*, 12(4), 252-264.

[22] Sharma, P., & Allison, J. P. (2015). The future of immune checkpoint therapy. *Science*, 348(6230), 56-61.

[23] Maude, S. L., et al. (2014). Chimeric antigen receptor T cells for sustained remissions in leukemia. *New England Journal of*

Medicine, 371(16), 1507-1517.

[24] June, C. H., et al. (2018). CAR T cell immunotherapy for human cancer. *Science*, 359(6382), 1361-1365.

[25] Rosenberg, S. A., & Restifo, N. P. (2015). Adoptive cell transfer as personalized immunotherapy for human cancer. *Science*, 348(6230), 62-68.

[26] Dudley, M. E., & Rosenberg, S. A. (2003). Adoptive-cell-transfer therapy for the treatment of patients with cancer. *Nature Reviews Cancer*, 3(9), 666-675.

[27] Russell, S. J., Peng, K. W., & Bell, J. C. (2012). Oncolytic virotherapy. *Nature Biotechnology*, 30(7), 658-670.

[28] Andtbacka, R. H. I., et al. (2015). Talimogene laherparepvec improves durable response rate in patients with advanced melanoma. *Journal of Clinical Oncology*, 33(25), 2780-2788.

[29] Mellman, I., Coukos, G., & Dranoff, G. (2011). Cancer immunotherapy comes of age. *Nature*, 480(7378), 480-489.

[30] Chen, D. S., & Mellman, I. (2017). Elements of cancer immunity and the cancer–immune set point. *Nature*, 541(7637), 321-330.

[31] Scott, A. M., Wolchok, J. D., & Old, L. J. (2012). Antibody therapy of cancer. *Nature Reviews Cancer*, 12(4), 278-287.

[32] Carter, P. J., & Lazar, G. A. (2018). Next generation antibody drugs: pursuit of the ‘high-hanging fruit’. *Nature Reviews Drug Discovery*, 17(3), 197-223.

[33] Developing bispecific antibodies for cancer immunotherapy. *Nature Reviews Drug Discovery*, 15(4), 285-298.

[34] Kopp, M. S., et al. (2015). Safety and activity of blinatumomab for adult patients with relapsed or refractory B-precursor acute lymphoblastic leukemia: a multicenter, single-arm, phase 2 study. *The Lancet Oncology*, 16(1), 57-66.

[35] Schumacher, T. N., & Schreiber, R. D. (2015). Neoantigens in cancer immunotherapy. *Science*, 348(6230), 69-74.

[36] Saxena, M., & van der Burg, S. H. (2015). Advances in therapeutic cancer vaccines. *Nature Reviews Cancer*, 15(5), 294-317.

[37] Sim, G. C., & Radvanyi, L. (2014). The IL-2 cytokine family in cancer immunotherapy. *Cytokine & Growth Factor Reviews*, 25(4), 377-390.

[38] Park, S. L., et al. (2024). Association between pretreatment emotional distress and immune checkpoint inhibitor response in non-small-cell lung cancer. *Nat Med.*, May 13.

[39] Psychological Stress and Cancer. *J Natl Cancer Inst.*, 2013; 105(24):1828-1837.

[40] Antoni, M. H., & Lutgendorf, S. K. (2021). Stress and cancer: mechanisms, significance and future directions. *Nat. Rev. Cancer*, 21, 767-785.

[41] Reiche, E. M. V., et al. (2021). Cancer and stress: NextGen strategies. *Brain Behav. Immun.*, 93, 368-383.

[42] McEwen, B. S. (2019). The human stress response. *Nat. Rev. Endocrinol.*, 15, 525-534.

[43] Thaker, P. H., & Sood, A. K. (2021). The role of psychologic

stress in cancer initiation: clinical relevance and potential molecular mechanisms. *Cancer Res.*, 81, 5131-5140.

[44] Segerstrom, S. C., & Miller, G. E. (2004). Psychological stress and the human immune system: a meta-analytic study of 30 years of inquiry. *Psychol Bull.*, 130(4), 601-630.

[45] Pinquart, M., & Duberstein, P. R. (2010). Depression as a risk factor for cancer: a meta-analysis. *JAMA*, 298(17), 2217-2223.

[46] Flaherty, K. T., et al. (2013). The influence of glucocorticoid signaling on tumor progression. *Brain Behav. Immun.*, 30 Suppl.

[47] Chronic stress: impacts on tumor microenvironment and implications for anti-cancer treatments. *Front. Cell Dev. Biol.*, 9, 777018 (2021).

[48] The β1-adrenergic receptor links sympathetic nerves to T cell exhaustion. *Nature*, 622, 383-392 (2023).

[49] Li, Y., et al. (2020). Rheumatoid arthritis and risk of site-specific cancers: Mendelian randomization study in European and East Asian populations. *Arthritis Res Ther.*, 22, 203.

[50] Smitten, A. L., et al. (2008). A meta-analysis of the incidence of malignancy in adult patients with rheumatoid arthritis. *Arthritis Res Ther.*, 10(2), R45.

[51] Zhang, Y., et al. (2020). Risk of lung cancer in rheumatoid arthritis and in relation to autoantibody positivity and smoking. *RMD Open.*, 6(1), e001303.

[52] Cao, L., et al. (2016). Systemic Lupus Erythematous and Malignancy Risk: A Meta-Analysis. *PLOS ONE.*, 11, e0158356.

[53] Tang, F., et al. (2022). The risks of cancer development in systemic lupus erythematosus (SLE) patients: a systematic review and meta-analysis. *Arthritis Res Ther.*, 24, 128.

[54] Jung, J., et al. (2017). Risk of malignancy in patients with systemic lupus erythematosus. *J Cancer Res Clin Oncol.*, 143, 1749-1757.

[55] Liu, Y., et al. (2024). Association between inflammatory bowel disease and cancer risk: evidence triangulation from genetic correlation, Mendelian randomization, and colocalization analyses across East Asian and European populations. *BMC Med.*, 22(1), 137.

[56] Kuper, L. (2017). The role of p53 in autoimmune diseases. *Front Immunol.*, 8, 614.

[57] Kamdar, M. (2019). Estimation of the percentage of US patients with cancer who are eligible for and respond to checkpoint inhibitor immunotherapy drugs. *JAMA Netw Open.*, 2(5), e192535.

[58] Maude, S. L., et al. (2016). Chimeric antigen receptor T cells for sustained remissions in leukemia. *N Engl J Med.*, 374(10), 998.

[59] Lee, D. W., et al. (2014). Managing cytokine release syndrome associated with novel T cell-engaging therapies. *Cancer J.*, 20(2), 119-122.

[60] O'Rourke, D. M., et al. (2017). A single dose of peripherally infused EGFRvIII-directed CAR T cells mediates antigen loss and induces adaptive resistance in patients with recurrent

glioblastoma. *Science Translational Medicine*, 19 Jul 2017.

[61] Novartis. (2023). Novartis pivotal CTL019 6-month follow-up data show durable remission rates.

[62] Novartis. (2023). Novartis CAR T cell therapy CTL019 unanimously 10-0 recommended for approval by FDA.

[63] Fierce Biotech. (2023). ASCO dark horse Nanjing Legend Biotech shines with promising CAR-T data.

[64] Guo, Y., et al. (2024). Development of NK cell-based cancer immunotherapies through receptor engineering. *Cellular & Molecular Immunology*, 21, 315-331.

[65] Park, H., et al. (2019). Complete responses in patients with second-line or greater metastatic triple negative breast cancer (TNBC) following first-in-human immunotherapy combining NK and T cell activation with off-the-shelf high-affinity CD16 NK cell line (haNK). *Ann Oncol.*, 30, v130.

[66] June, C. H., et al. (2019). Engineered T cell therapy for cancer in the clinic. *Front Immunol.*, 10, 2250.

[67] Zhang, C., et al. (2024). The recent advancement of TCR-T cell therapies for cancer treatment. *Acta Biochim Biophys Sin (Shanghai).*, 56(5), 663-674.

[68] Rosenberg, S. A., & Dudley, M. E. (2006). Cancer regression in patients after transfer of genetically engineered lymphocytes. *Science*, 314, 126-129.

[69] Kalinski, P., et al. (2023). Adoptive cellular immunotherapy for solid neoplasms beyond CAR-T. *Mol Cancer.*, 22, 28.

[70] Lu, Y. C., et al. (2023). TCR engineered T cells for solid tumor immunotherapy. *Experimental Hematology & Oncology*, 11.

[71] Stevanovi, S., et al. (2019). T-Cell Receptor Gene Therapy for Human Papillomavirus–Associated Epithelial Cancers: A First-in-Human, Phase I/II Study. J Clin Oncol., 37(30), 2759–2768.

[72] Robbins, P. F., et al. (2015). NY-ESO-1 pecific TCR ngineered T cells mediate sustained antigen-specific antitumor effects in myeloma. Nature Medicine, 21, 914-921.

[73] Goff, S. L., et al. (2015). A pilot trial using lymphocytes genetically engineered with a NY-ESO-1-reactive Tcell receptor: long-term follow-up and correlates with response. Clin Cancer Res., 21, 1019–1027.

[74] D'Angelo, S. P., et al. (2018). Antitumor activity associated with prolonged persistence of adoptively transferred NY-ESO-1 (c259) T cells in synovial sarcoma. Cancer Discov., 8, 944-957.

[75] Tran, E., et al. (2022). Neoantigen TCell Receptor Gene Therapy in Pancreatic Cancer. N Engl J Med., 386, 2112-2119.

[76] Rosenberg, S. A., & Dudley, M. E. (2006). Cancer regression in patients after transfer of genetically engineered lymphocytes. Science, 314, 126-129.

[77] Kalinski, P., et al. (2023). Adoptive cellular immunotherapy for solid neoplasms beyond CAR-T. Mol Cancer., 22, 28.

[78] IL-10-expressing CAR T cells resist dysfunction and mediate durable clearance of solid tumors and metastases. Nat Biotechnol (2024).

[79] Individualised neoantigen therapy mRNA-4157 (V940) plus pembrolizumab versus pembrolizumab monotherapy in resected melanoma (KEYNOTE-942): a randomised, phase 2b study. Lancet. 2024 Feb 17;403(10427):632-644.

[80] Personalized RNA neoantigen vaccines stimulate T cells in pancreatic cancer. Nature. 2023 Jun;618(7963):144-150.

[81] A functional identification platform reveals frequent, spontaneous neoantigen-specific T cell responses in patients with cancer.Sci Transl Med. 2024 Feb 28;16(736):eabj9905.

[82] Adjuvant immunotherapy for melanoma patients: progress and opportunities. ESMO Open. 2024 May;9(5):102962.

[83] Adjuvant Pembrolizumab versus Placebo in Resected Stage III Melanoma. N Engl J Med 2018;378:1789-1801.

[84] Nathan et al., (2021). Overall Survival Benefit with Tebentafusp in Metastatic Uveal Melanoma. NEJM,

[85] Blinatumomab versus Chemotherapy for Advanced Acute Lymphoblastic Leukemia. N Engl J Med 2017;376:836-847.

[86] Teclistamab in Relapsed or Refractory Multiple Myeloma. N Engl J Med 2022;387:495-505.

[87] Huan, T., Guan, B., Li, H., Tu, X., Zhang, C., & Tang, B. (2023). Principles and current clinical landscape of NK cell engaging bispecific antibody against cancer. Human Vaccines & Immunotherapeutics, 19(2).

[88] Reusing, S.B., Vallera, D.A., Manser, A.R. et al. CD16xCD33 Bispecific Killer Cell Engager (BiKE) as potential immunotherapeutic

in pediatric patients with AML and biphenotypic ALL. Cancer Immunol Immunother 70, 3701-3708 (2021).

[89] Vacchelli E1, Eggermont A, et al, Trial watch: Oncolytic viruses for cancer therapy. 2013,Oncoimmunology. Jun 1;2(6):e24612.

[90] Dock, G. The influence of complicating diseases upon leukemia. 1904, Am J Med Sci 127: 563-592.

[91] Southam C M, and Moore A E. Clinical studies of viruses as antineoplastic agents, with particular reference to Egypt 101 virus. 1952. Cancer 5: 1025-1034.

[92] Moore, A E. Effects of viruses on tumors.1954. Annu Rev Microbiol 8: 393-410.

[93] Martuza R L, Malick A, Markert J M, Ruffner K L, Coen D M. Experimental therapy of human gliomaby means of a genetically engineered virus mutant. 1991, Science. 252:854-856.

[94] China approves world's first oncolytic virus therapy for cancer treatment. 2006, J Natl CancerInst. Mar 1;98(5):298-300.

[95] Oncolytic virus therapy: A new era of cancer treatment at dawn. Cancer Sci. 2016 Oct; 107(10): 1373-1379.

[96] Final analyses of OPTiM: a randomized phase III trial of talimogene laherparepvec versus granulocyte-macrophage colony-stimulating factor in unresectable stage III-IV melanoma. J Immunother Cancer. 2019 Jun 6;7(1):145.

[97] Recurrent Glioblastoma Treated with Recombinant Poliovirus. N Engl J Med. 2018;379:150-161.

[98] The Diversity of Gut Microbiome is Associated With Favorable

Responses to Anti-Programmed Death 1 Immunotherapy in Chinese Patients With NSCLC. J Thorac Oncol. 2019 Apr 23.

[99] Negative association of antibiotics on clinical activity of immune checkpoint inhibitors in patients with advanced renal cell and non-small-cell lung cancer. Ann Oncol. 2018 Jun1;29(6):1437-1444.

[100] Increased diversity with reduced "diversity evenness" of tumor infiltrating T-cells for the successful cancer immunotherapy. Sci Rep. 2018 Jan 18;8(1):1058.

[101] Immunotherapy: Gut bacteria modulate responses to PD-1 blockade. Nat Rev Clin Oncol. 2018 Jan;15(1):6-7.

[102] Gut microbiome influences efficacy of PD-1-based immunotherapy against epithelial tumors. Science. 2018 Jan 5; 359(6371): 91-97.

[103] Gut microbiome modulates response toanti-PD-1 immunotherapy in melanoma patients. Science. 2018 Jan 5;359(6371):97-103.

[104] The commensal microbiome is associated with anti-PD-1 efficacy in metastatic melanoma patients. Science. 2018 Jan 5; 359(6371):104-108.

[105] Fecal microbiota transplantation plus anti-PD-1 immunotherapy in advanced melanoma: a phase I trial. Nat Med. 2023 Jul 6. doi: 10.1038/s41591-023-02453-x.

[106] Fecal microbiota transplant overcomes resistance to anti-PD-1 therapy in melanoma patients. Science. 2021 Feb 5;371(6529):595-602.

[107] Fecal microbiota transplant promotes response in immunotherapy-

refractory melanoma patients. Science. 2021 Feb 5;371(6529): 602-609.

[108] Combinatorial strategies for the induction of immunogenic cell death. FrontImmunol. 2015 Apr 24;6:187.

[109] Immunological aspects of cancer chemotherapy. Nature Reviews Immunology, 2008,8, 59-73.

[110] The Interplay of Immunotherapy and Chemotherapy: Harnessing Potential Synergies.Cancer Immunol Res May 2015 3; 436.

[111] Compensatoryproliferation induced by cell death in the Drosophila wing disc requiresactivity of the apical cell death caspase Dronc in a nonapoptotic role. CurrBiol. 2004 Jul 27;14(14):1262-1266.

[112] Immunological off-target effects of imatinib. Nat Rev Clin Oncol. 2016 Jul;13(7):431-46.

[113] Imatinib potentiates antitumor T cell responses in gastrointestinal stromal tumor through the inhibition of Ido. Nat Med. 2011 Aug 28;17(9):1094-1100.

[114] Multicenter Independent Assessment of Outcomes in Chronic Myeloid Leukemia Patients Treated With Imatinib. J Natl Cancer Inst. 2011 Apr 6;103(7):553-561.

[115] BRAF Inhibition Is Associated with Enhanced Melanoma Antigen Expression and a More Favorable Tumor Microenvironment in Patients with Metastatic Melanoma. Clin Cancer Res. 2013 Mar 1;19(5):1225-1231.

[116] Clinical activity and safety of cobimetinib (cobi) and atezolizumab

in colorectal cancer (CRC). 2016 ASCO Annual Meeting.

[117] Targeted Therapy and Checkpoint Immunotherapy Combinations for the Treatment of Cancer. Trends Immunol. 2016 Jul;37(7):462-476.

[118] Immunotherapy and stereotactic ablative radiotherapy (ISABR): a curative approach? Nat Rev Clin Oncol. 2016 Aug;13(8):516-524.

[119] http://www.cancerresearchuk.org/about-cancer/cancers-in-general/treatment/radiotherapy/radiotherapy3.

[120] Regression of non-irradiated metastases after extracranial stereotactic radiotherapy in metastatic renal cell carcinoma. Acta Oncol 2006;45:493-497.

[121] Radiotherapy and immunogenic cell death. Semin Radiat Oncol. 2015 Jan; 25(1):11-17.

[122] "Immunologic correlates of the abscopal effect in a patient with melanoma". N Engl J Med 366 (10): 925-931.

[123] The National Association for Proton Therapy: http://www.proton-therapy.org/.

[124] National Cancer Institute: http://www.cancer.gov/cancertopics.

[125] Dovedi, S. J., et al. (2014). Acquired resistance to fractionated radiotherapy can be overcome by concurrent PD-L1 blockade. Cancer Research, 74(19), 5458-5468.

[126] Grosser, R., et al. (2019). Combination of radiotherapy and CAR-T cell therapy for solid tumors. Clinical Cancer Research, 25(23), 7546-7553.

[127] Twyman-Saint Victor, C., et al. (2015). Radiation and dual checkpoint blockade activate non-redundant immune mechanisms in cancer. Nature, 520(7547), 373-377.

[128] Immutep Limited. “Positive Initial Clinical Data Reported from Immutep’s Efti Combined with Radiotherapy and Checkpoint Inhibitor from Phase II Trial in Soft Tissue Sarcoma.”

[129] Adjuvant pembrolizumab versus placebo in resected stage III melanoma (EORTC 1325-MG/KEYNOTE-054): distant metastasis-free survival results from a double-blind, randomised, controlled, phase 3 trial. Lancet Oncol. 2021 May;22(5):643-654.

[130] Adjuvant Pembrolizumab versus Placebo in Resected Stage III Melanoma. N Engl J Med 2018;378:1789-1801.

[131] Exercise and the regulation of immune functions. Progress in Molecular Biology and Translational Science, 135, 355-380.

[132] The compelling link between physical activity and the body’s defense system. Journal of Sport and Health Science, 8(3), 201-217.

[133] Immune function and exercise. *Exercise Immunology Review,* 17(1), 6-63.